EUROPAVERLAG

DOROTA DANIELEWICZ

Jans Weg

Aus dem Polnischen
von
Antje Ritter-Miller

EUROPAVERLAG

Das Leben ist wie eine Schachtel Pralinen.
Man weiß nie, was man kriegt.

Forrest Gump

Drehbuch: Eric Roth, Regie: Robert Zemeckis

Du bist übergeschnappt, hast eine Meise,
bist nicht ganz bei Sinnen.
Aber weißt du was? Das macht die Besten aus!

Alice im Wunderland

Drehbuch: Linda Woolverton, Regie: T. Burton

Inhaltsverzeichnis

Vorwort

An einem Tag im Mai 2018 sah ich im polnischen Fernsehen eine Szene aus dem Warschauer Sejm. Eine Gruppe Eltern von Menschen mit Behinderungen protestierte seit Tagen im Parlamentsgebäude. Ihre Forderungen waren bescheiden, ihre Entschlossenheit groß – es ging um die Zukunft ihrer Kinder. Zufällig hatte ich den Fernseher in dem Moment eingeschaltet, als gerade eine Abgeordnete zu den Protestierenden auf den Flur hinausging.

Von ihrem ersten ungeschickten Wort an war klar, dass sie nicht ein Fünkchen Verständnis für die Protestierenden hatte.

Eine Mutter sagte damals einen Satz, der in mir eine Lawine an Emotionen auslöste: »Sie wissen nicht, wie wir uns fühlen.«

Ich weiß, wie ihr euch fühlt. Schließlich kennen Gefühle keine Grenzen. So wie ihr habe ich mit meinem Sohn und anderen Eltern von Menschen mit Behinderungen im Berliner Landesamt für Gesundheit und Soziales protestiert.

Danach dachte ich, dass ich über diese Emotionen schreiben sollte. Und so ist dieses Buch entstanden.

Ich widme es all den Eltern und Kindern, die nie selbstständig sein werden, ihren Familien und Freunden.

Dorota Danielewicz im Juli 2022

Geburt

Jan hat mich so vieles gelehrt, doch ich wünsche diese Lektion niemandem. Niemandem, niemals. Warum gerade ich sie bekommen musste, weiß ich nicht. Die einen würden sagen, das ist eine Frage des Karmas, die anderen, dass Gottes Wege unergründlich sind. Pech, würden die dritten es nennen, einfach Pech. Ein großes Glück, würden die sagen, die mehr sehen können, und ich würde sie allesamt zum Teufel jagen. Besser nicht fragen. Nicht zu viel fragen. Einfach leben. Wie leicht sich das sagt: Einfach leben!

Ich werde euch jetzt von diesem Leben erzählen, das Pech, Glück und wer weiß was noch ist.

Angefangen hat alles im Dezember 1992. Wir saßen in unserer kalten Wohnung, eingewickelt in Bettdecken, hörten »Die Welt ist Klang« von Joachim Ernst Berendt auf Kassette. Heute hat niemand mehr Kassettenrekorder, aber damals hat man Musik von solchen Geräten abgespielt. Es waren acht Kassetten, und wir hörten sie alle. Stundenlang lagen wir vor dem Rekorder. Das war ein schöner Dezember. Im Ofen flackerte das Feuer – ja, wir heizten mit Kohle. Draußen Eis und Schnee. Silvester fuhren wir Ski, ich lernte es gerade und nahm mir vor, regelmäßig meinen Winterurlaub in den Bergen zu verbringen. Daraus wurde nichts, aber ich erinnere mich daran, dass ich auf den Geschmack gekommen war.

Das war der Anfang. Die Musik, der Winter, die Skier und der Ofen. Ein paar Wochen später bemerkte ich, dass da jemand in meinem Bauch war, der auf die Welt kommen wollte. Wir hatten nicht die Absicht, íhm das zu verwehren. Mein Mann und ich, wir freuten uns sehr, obwohl wir überhaupt nichts besaßen. Wir schrieben gerade unsere Magisterarbeiten, waren dabei, unser Studium abzuschließen. Wir wohnten in einer kleinen Wohnung, zwei Zimmer mit einem ellenlangen Flur. Aber wir brauchten nicht viel zum Glück. Die Liebe und die Literatur genügten uns. Gemeinsam erlebten wir die Wiedervereinigung von Berlin und Deutschland. Ich werde nie vergessen, wie wir einmal aus Krakau zurückkamen, morgens aus dem Zug stiegen und den fast menschenleeren Bahnhof Friedrichstraße ohne Grenzübergang vorfanden. Damals verliefen wir uns, konnten den Weg zur U-Bahn nicht finden, irrten durch die uns unbekannten, veränderten unterirdischen Gänge wie Mäuse durch ein Labyrinth.

Dann saßen wir monatelang in der Bibliothek in der Potsdamer Straße. Von Woche zu Woche wurde mein Bauch größer. Laptops waren damals eine Seltenheit, ich schrieb meine Magisterarbeit mit der Hand. Als es so weit war, dass ich die Reinschrift anfertigen wollte, schwollen meine Finger an. Meine Nachbarin Vera half mir, manchmal half mein Mann und manchmal halfen andere Freunde. Ich diktierte, sie schrieben. Worüber? Über zweisprachige Schriftsteller, die sowohl auf Polnisch als auch auf Deutsch geschrieben hatten. Stanisław Przybyszewski hatte Ende des 19. Jahrhunderts in Berlin gelebt. Er war ein schlechter Vater. Aber wer war damals schon ein »guter« Vater? Ich schrieb über ihn als Künstler, doch die Geschichte mit Marta Foeder, der Mutter seiner Kinder, die er für die geheimnisvolle Dagny verließ, konnte ich ihm nicht verzeihen. Schließlich erwartete ich selbst ein Kind.

Die Schwangerschaft mit Jan verlief ruhig. Trotz der zunehmenden Pflichten fühlte ich mich ausgezeichnet und alle Untersuchungen hatten unauffällige Ergebnisse. Keinerlei Probleme mit dem Embryo. Es war das Jahr 1993. Ich weiß noch, dass ich damals an einer internationalen Konferenz zum Thema Wasser teilnahm. Die Podiumsdiskussionen fand ich sehr interessant, ich blätterte verschiedene Publikationen durch und begann, mir Sorgen zu machen. Wenn Frauen schwanger sind, können sie sehr empfindlich werden. Sie wünschen sich für ihre Kinder eine schöne Zukunft, die Welt soll sich von der freundlichen Seite zeigen. Auf der Konferenz gab es Gespräche über Umweltverschmutzung, über die Gefahren zukünftiger Kriege und über den Zugang zu sauberem Wasser. Ich war beunruhigt, denn ohne Wasser funktioniert nichts. An den Podiumsdiskussionen nahmen Spezialisten teil, Politiker, Geodäten und NGO-Aktivisten. Und in mir bereitete sich im Schutz bietenden Fruchtwasser ein Mensch auf das Leben vor.

Die Geburt war schön und natürlich. Ich gebar Jan in der Hocke, wie eine Indianerin. Mein Mann stützte mich unter den Armen, damit ich nicht umfiel, und ich hatte das Gefühl, es ohne seine Hilfe nicht zu schaffen. Doch dann passierte etwas, was mir bis heute keine Ruhe lässt. Nach vielen Stunden in den Wehen, beinahe am Ende, als Jans Köpfchen schon fast zu sehen war, hörte ich auf zu pressen.

Auf die Frage der Hebamme, warum ich in diesem Moment nicht alle Kräfte mobilisieren könne, antwortete ich ehrlich:»Ich habe Angst vor diesem Kind.«

In den letzten Minuten der Geburt wurde mir plötzlich klar, dass es vom Muttersein kein Zurück mehr gibt. Sobald Jan auf die Welt kommt, wird er für immer mein Sohn sein und ich für immer seine Mutter. Hier kann man keinen Widerspruch mehr einlegen, etwas ungültig machen oder abändern. Die Unumkehrbarkeit dieser Situation rief in mir plötzlich Angst hervor, und fünf Minuten vor der Entbindung beschloss ich … nicht zu gebären! Unerwartet auch für mich selbst sagte ich laut:»Ich habe

Angst vor diesem Kind.« Mein Mann war geschockt. Dann ging alles wie geschmiert und gleich darauf lag Jan rosafarben und gesund an meiner Brust.

Es war ein warmer Septembersonntag. Die Sonne des Altweibersommers beleuchtete die Bäume im Schlosspark Charlottenburg, als wir mit dem kleinen Jan im Steckkissen nach Hause fuhren. Uns war noch nicht klar, dass wir gerade Eltern geworden waren.

Einen Tag zuvor war der Film *Drei Farben: Blau* in Venedig mit dem Goldenen Löwen ausgezeichnet worden, und ein paar Tage später wurde in Polen gewählt, es gewann der SLD, der Bund der demokratischen Linken. Deutschland hatte sich gerade wiedervereinigt, und der westliche Nachbar Polens, die DDR, war damit unwiederbringlich verschwunden. Der Ostteil der Stadt wurde zu einem fantastischen Versuchsgelände für alternative Initiativen. In Souterrains von Altbauten entstanden Klubs, im Kunsthaus Tacheles realisierten Künstler ihre Visionen. Es war mir nicht gegeben, an dieser freudigen Neuentwicklung der Stadt teilzuhaben, denn ich trat damals in eine andere Realität ein, in die Mutter-Kind-Welt. Eine wichtige Bühne für meine Welt wurde der nahe gelegene Park Charlottenburg, wo Jan ein Jahr später beim Spielen mit Herbstblättern seine ersten Schritte machte.

Mutter zu werden ist ein Prozess. Am Anfang helfen die Hormone, aber es ist eine enorme Herausforderung zu verstehen, dass aus dem eigenen Bauch ein Mensch herausgekommen ist, der mit einem verbunden und abhängig ist von unserer Fürsorge, der ein eigenständiges Wesen ist, und dass die Götter, unabhängig von unseren Bemühungen, ihn seinen eigenen Lebensweg entlangführen, der anders ist als unserer.

Die Tatsache, dass ich einen Jungen geboren hatte, löste in mir Verwunderung aus. Es schien mir logisch, ein Mädchen zur Welt zu bringen. Eine Frau gebiert ein Mädchen, das wäre natürlich. Aber die Tatsache, dass ich monatelang Eigentümerin eines inneren Penis gewesen war, erfüllt mich bis heute mit Hochachtung für die Biologie unserer Körper.

Alle möglichen Therapien, Entwicklungsworkshops und Coachings für Männer enthalten das Element, sich von der Mutter zu befreien, die Nabelschnur durchzubeißen. Dieses Stigma, durch den Schoß der Frau auf die Welt gekommen zu sein, ist enorm und verunglimpft auf perfide Weise die Idee von der unabhängigen Männlichkeit. Es ist ein einmaliges Gefühl, sich darüber klar zu werden, welch ein Wunder es ist, dem anderen Geschlecht das Leben zu schenken. Die Geburt machte aus mir eine Zeit lang eine Göttin, ich spürte eine Kraft, die sich mit nichts vergleichen lässt, und bis heute tun mir Frauen leid, die gezwungen sind, unter Narkose zu gebären – sie spüren nie wirklich diese Macht.

Leider schwindet diese Kraft nach und nach in der Konfrontation mit der Angst um das Kind. Bereits während der Schwangerschaft gab es dafür erste Anzeichen, zum Beispiel die Angst um den Zustand der Welt, in die ich mein Kind setze. Paradoxerweise hat genau diese Angst mir geholfen, Mutter zu werden. Für meinen Sohn wollte ich die perfekte Welt, die ideale Gesundheit, und für mich unendliche körperliche und geistige Stärke. Ich liebte Jan auf den ersten Blick. Immer wenn er nach mir rief, füllte sich mein Busen mit Muttermilch.

Segnung

Als ich mit Jan schwanger war, wurde ich gesegnet. Bizarrerweise war das auf dem Flughafen Tegel an einem besonderen Nachmittag im Frühjahr 1993. Ich brachte einen außergewöhnlichen Gast zu seinem Flug nach Paris. Eine Woche lang hatte ich bei einem Literaturfestival der *Sinti und Roma* im Literarischen Colloquium mitgewirkt.

Der älteste Schriftsteller unter den Roma weltweit war der 1917 geborene Matéo Maximoff. Er hat *Die Ursitory*, den berühmten Mythos der Roma – bis dahin von Generation zu Generation mündlich weitergegeben –, zu Papier gebracht und ist damit in die Weltliteratur eingegangen. Matéo Maximoff hat auch das Neue Testament ins Kalderasch-Romani übersetzt, den Dialekt der Roma-Sprache, in dem er selbst schrieb.

Die Ursitory ist ein Mythos, der von drei Schicksalsengeln handelt, die am dritten Tag nach der Geburt eines Menschen dessen Lebensweg bestimmen. Der Engel des Guten, der Engel des Bösen und der schiedsrichternde Engel der Vernunft legen für den Protagonisten folgendes Schicksal fest: Arniko wird so lange leben, bis das an diesem Tag im heimischen Feuer brennende Holzscheit zu Asche wird. Arnikos Mutter hört das Gespräch der Schicksalsengeln, zieht das Holzscheit aus dem Feuer und versteckt es, damit es niemals ganz abbrennen kann. Vor ihrem Tod gibt sie es Arnikos Ehefrau. Arniko wird zum Helden des Roma-Volkes, berühmt für seinen Mut und seine Weisheit. Seine große Leidenschaft jedoch sind Frauen. Als Arnikos Frau von seinen Seitensprüngen erfährt, wirft sie das Holzscheit ins Feuer. Arniko muss unter schrecklichen Qualen sterben. Sein Herz verbrennt.

Matéo lebte in der Nähe von Paris. Seine erste Ehefrau war eine Cousine des berühmten Swing-Gitarristen Django Reinhardt. Als ich Maximoff in Berlin begegnete, war er bereits im fortgeschrittenen Alter und evangelischer Pastor. Ein Teil seiner Familie lebte in Spanien, wo er geboren wurde, ein Teil in Polen. Aber der Großteil war während des Krieges in Konzentrationslagern umgekommen. Matéo hatte mit vierzehn Jahren seine Eltern verloren. Er musste seine vier jüngeren Geschwister großziehen. Seinen Lebensunterhalt verdiente er als Kupferschmied – dem traditionellen Roma-Beruf –, er reiste mit seiner Familie durch Europa, sprach mehrere Sprachen, las aus der Hand und spielte Gitarre. Den Namen Maximoff hatte er von seinem Großvater, einem in Sibirien geborenen »Tzigane«, wie er erzählte.

Ich verbrachte mit ihm eine intensive Woche, die mit einem großen Fest abgeschlossen wurde. Über Feuer wurde Hammel gebraten und zur Musik einer Roma-Kapelle aus Berlin getanzt. Als ich Matéo nach dem Festival zum Flughafen brachte, standen wir noch eine Weile in der Abflughalle. Um uns herum schwirrten Menschen mit Koffern und Flugtickets in den Händen. Ich weiß nicht mehr, in welcher Sprache wir uns verständigten, aber ich sagte ihm, dass ich ein Kind erwarte.

Da legte mir Matéo seine Hand auf den Kopf und sprach geheimnisvolle Worte auf Caló. In diesem Moment verblasste alles ringsherum, alles ebbte ab, ich fühlte mich wie in einer Blase, abgeschnitten von den Reisenden, die zu ihrem Flugsteig hetzten. Wenn ich gedanklich zu dieser Szene zurückkehre, spüre ich noch immer Matéos Hand auf meinem Kopf und höre seine Worte. Ich bin sicher, dass Matéos Segen die Ursitory der Roma, den Engel des Guten, des Bösen und der Vernunft zu uns gerufen hat, die am dritten Tag nach Jans Geburt ein geheimnisvolles Drehbuch für sein Schicksal festlegten.

Bordsteinkanten

Wenn ich heute durch die Stadt gehe und die Kinderwagen sehe, mit denen Mütter ihre Kleinen spazieren fahren, beneide ich sie um die dicken Gummireifen, die praktische Aufhängung, die Beweglichkeit und die Leichtigkeit dieser Gefährte. Anfang der Neunzigerjahre hat keiner von solchen Kinderwagen zu träumen gewagt. Ich weiß noch, wie ich mich mit Jan in dem tiefen, recht hübschen Wagen aus den Siebzigern, den ich von einer Bekannten übernommen hatte, abgemüht habe. Er war zwar bequem, aber ab und zu fiel ein Rad ab. Dann kam die Buggy-Zeit, ein wahrer Horror beim Einsteigen in den Bus und wenn man Straßen mit hohen Bordsteinkanten überqueren musste. Die heutigen Kinderwagen sind Luxusgegenstände, man kann mit ihnen joggen, sie wie Origami zusammenfalten und sie mit nur einer Hand tragen. Einfach ein Traum.

Ich schiebe Jan jetzt in einem teuren Rollstuhl, der mit elektrischem Räderantrieb ausgestattet, aber genauso unbeweglich ist wie früher sein Buggy.

Innerhalb der letzten fünfundzwanzig Jahre hat bezüglich der Konstruktion von Kinderwagen eine echte Revolution stattgefunden. Man könnte aber noch viel mehr dafür tun, die Qualität von Rollstühlen zu verbessern.

In Berlin werden inzwischen die Bürgersteige an den Übergängen für die Fußgänger abgesenkt, damit alle, die ein Kind oder einen Menschen mit Behinderung schieben müssen, sich problemlos bewegen können. Leider gibt es ansonsten noch viele Übergänge, an denen Fußgänger, die einen Wagen schieben, ihre Wirbelsäule überlasten und die Insassen heftigen Erschütterungen ausgesetzt sind. Selbst Unfälle sind nicht auszuschließen.

Das erste Mal

Jan war wenige Tage alt, als ihm das erste Mal Blut abgenommen werden musste. Er kam mit einer Neugeborenen-Gelbsucht ins Krankenhaus, wo dieser Gewaltakt an seinem kleinen Körper vorgenommen wurde.

Zum ersten Mal sollte jemand in Jans zarte Ferse stechen, zum ersten Mal sollte Jan Schmerz empfinden. Ich saß neben ihm und war der Ohnmacht nah. Eine Nadel in der Ferse eines Neugeborenen, Schmerz, Blut, Verletzung der Haut – zwar keine große Verletzung, aber immerhin die erste in seinem Leben. In meinem Leben mit Jan. Nie hatte mir irgendetwas so wehgetan wie der Stich in die Ferse meines kleinen Sohnes. Dabei war das erst der Anfang.

Es fällt mir nicht leicht, diese Geschichte zu erzählen. Ich gehe sehr tief hinein in die Kammer der verdrängten Gefühle und vergessenen Bilder. Ich weiß nicht, was ich dort finde, und ich weiß auch nicht, ob das, was ich dort finde, nicht durch die Zeit verzerrt wurde. Ist eine Interpretation von Jans Weg aus heutiger Perspektive überhaupt möglich? Das alles ist lediglich ein Versuch, ich kann für nichts garantieren. Die Bilder aus der Vergangenheit verändern sich wie im Kaleidoskop, ich greife die heraus, die mir dabei helfen, die Chronologie der Ereignisse und die Gefühle zu ordnen.

Ich spüre jetzt dem Neugeborenen in mir nach, ich prüfe, wie viel von ihm noch da ist. Jan – wenige Tage alt, seine rosafarbene, schutzlose Ferse, die noch nie die Erde berührt hat. Und der nun die Premiere des Schmerzes erlebt, das erste Opfer für die Götter, die mit dem Schicksal des Menschen Himmel und Hölle spielen. Als Jan gestochen wurde, weinte er nur kurz. Ich weinte innerlich, ohne zu wissen, dass das erst der Anfang eines schweren Weges sein sollte, der Anfang unzähliger Stiche, die ihm in den kommenden Jahren bevorstanden.

Damals begann ich, ein Tagebuch für Jan zu schreiben. Ich klebte Fotos von ihm ein und Geburtstagskarten. Ich schrieb in einem etwas infantilen Ton, so als würde das in der Zukunft ein Kind lesen und kein erwachsener Mann. Vielleicht hatte ich eine Ahnung, dass Jan niemals wirklich »erwachsen« werden würde. Heute weiß ich, dass ich damals – obwohl schon Mutter – selbst noch nicht reif war.

In unserer ersten gemeinsamen Wohnung hatten wir Kachelöfen, die mit Kohle beheizt wurden. Wir wickelten Jan auf dem Tisch, auf den wir eine weiche Unterlage legten. Wenn wir ihn nicht als Wickeltisch benutzten, schrieben oder lasen wir hier.

Ich hatte recht genaue Vorstellungen bezüglich meiner Zukunft und der meiner Familie. Ich plante, eine aktive, emanzipierte Mutter zu sein, die ihre Kinder – ja, ich wollte noch mehr Kinder – zu selbstständigen jungen Menschen erzieht. Kochen war meine Leidenschaft, aber putzen mochte ich nicht. Stundenlang ging ich mit Jan in Parks und am Spreeufer spazieren. Damals stellte ich mir vor, wie Jan laufen, sprechen und sich anziehen lernt. Bis dahin verlief alles nach Plan, ich hatte keine Gründe, beunruhigt zu sein. Jan hatte gleich nach der Geburt im Apgar-Test die höchste Punktzahl erhalten. Wir bekamen per Post sogenannte Elternbriefe, in denen mögliche Probleme mit einem Neugeborenen beschrieben und Erziehungsratschläge gegeben wurden. Aus diesen Briefen wusste ich, dass Jan sich ganz normal entwickelte. Warum hätte es auch anders sein sollen?

Wenn mich Angst überkam, dann eher wegen möglicher Atomreaktorunfälle, wegen der entstehenden Flüchtlingslager und der Konflikte im Nahen Osten. Mir kam nicht einmal der Gedanke, dass es auf diesem kranken Planeten kaum noch gesunde Menschen gibt, dass wir alle schon lange verseucht sind. Man braucht nur die Zeitung aufzuschlagen, um sich davon zu überzeugen: Die Umweltverschmutzung hat sich bereits in unseren Genen manifestiert, wirkt sich negativ auf die Embryos von Tieren und Menschen aus. Oh, junge, naive Mütter, ihr hüllt euch und euer Kind in den dicken Mantel der Liebe und der Verdrängung.

Ich bin im Kommunismus groß geworden, vor der Wende sah man auf den Straßen kaum Menschen mit Behinderungen, sie verließen selten ihre Wohnungen. Selbst wenn sie das getan hätten, wären sie nicht in der Lage gewesen, sich auf den holprigen Bürgersteigen fortzubewegen. Man schämte sich für die »Anormalen«, schloss sie zu Hause und in Pflegeheimen ein. Wenn wir in der Schule über sogenannte gute Taten sprachen, ging es immer um die Pflege von vernachlässigten Gräbern, darum, Großmüttern die Einkaufstaschen zu tragen oder sie über die Straße zu begleiten.

Wenn aber diese Großmütter draußen waren, bedeutete das ja, dass sie sich noch selbstständig bewegen konnten. Niemand sensibilisierte uns für Andersartigkeit, für Gebrechen und geistige Behinderung. Stattdessen sprach man von Debilen, Idioten und Pflegefällen, Blinden, Tauben und Stummen – meistens in dämlichen, diskriminierenden Witzen.

Im Kapitalismus überleben die Stärksten, die Schwachen haben keine Chance. An Kraft verlieren vor allem die, die sich um diese Schwächeren kümmern müssen, sie leben in deren Schatten und werden nach ihrem Nutzen für das System bewertet. Gebraucht werden leistungsfähige Menschen – die Schwachen, die Alten, die Kranken und die »Anormalen« werden ignoriert und aus dem öffentlichen Bewusstsein verdrängt. Denn wer hat Kraft für eine Investition in einen Menschen, der keinen Profit bringt? Die Nationalsozialisten haben an Menschen, die für die Gesellschaft »nutzlos« waren – denn so wurden im nationalsozialistischen Deutschland Menschen mit körperlicher oder geistiger Behinderung genannt –, Euthanasie verübt.

Jan galt nach den allgemeinen Kriterien als gesund und hatte somit einen guten Platz in der Wohlstandspyramide verdient. Die Punktzahl, die er nach der Geburt erhalten hatte, berechtigte ihn zur Teilnahme am Spiel. Und ich als seine Mutter konnte mich mit einer der wichtigsten Aufgaben befassen: das Kind auf seine Selbstständigkeit vorzubereiten, darauf, dass es für sich und andere Verantwortung zu übernehmen lernt. Ich hatte ihm die Regeln des Spiels beizubringen, das man Leben nennt. Diese Regeln sollte er gekonnt und selbstbewusst anwenden lernen. Er sollte »rentabel« sein, denn das erwartet der Kapitalismus.

Jan wurde auf dem Tisch unter einer Rotlichtlampe gewickelt. Er mochte das warme Licht, und deshalb war sein erstes Wort »Bampe«, Lampe, bevor er »Mama« sagte. »Bampe« wurde zu »Lampe« und verschwand eines Tages ganz.

Nach dem ersten Stich in Jans Ferse kamen die ersten Schnupfen, die ersten Koliken, die ersten Entzündungen am Popo, alles ganz normal. Wir trugen Jan nachts im Tragetuch durch die Wohnung, legten ihn zwischen uns ins Bett, wenn er nicht schlafen konnte. Wir waren immer in Bereitschaft, reagierten auf jedes Wimmern. Wir waren Eltern, die inbrünstig ihr Nest hüteten. Zum ersten Mal sahen wir die Frucht, die aus der Kreuzung unserer Gene entstanden war. Das war fantastisch. Der allerbeste Film der Welt.

Zur selben Zeit kamen andere Kinder auf die Welt, von denen ich damals noch nichts wusste. Ich kannte ihre Eltern nicht und hatte keine Ahnung, welches Schicksal uns miteinander verbinden würde.

In einer mit uns bekannten Familie von Brauereibesitzern kam Philipp auf die Welt, er hatte Trisomie. Seine Mutter hatte sich sehr genau untersuchen lassen, als sie schwanger war. Es hatte keine Gründe gegeben, sich Sorgen zu machen, obwohl es einmal auf tausend Untersuchungen vorkommt, dass die Tests versagen. In einer befreundeten Ärztefamilie kam die erste Tochter zur Welt: Pauline. Bei ihr wurde Autismus diagnostiziert.

In Birma wird in einer Familie, die keiner kennt, ein Junge geboren, der durch schweren Sauerstoffmangel bleibende Hirnschäden hat. Er wird auf die Straße gelegt, wo ihn ein deutsches Ehepaar findet und mit nach Berlin nimmt. Bei Janin und Bernhard kommt ein Junge auf die Welt, von dem die Ärzte sagen, er würde innerhalb weniger Monate sterben. Aber er lebt noch heute und studiert inzwischen Psychologie. Elisabeth bringt Sabine zur Welt, ein blindes und spastisches Mädchen. Ein sehr schwerer Fall.

Zum Glück wusste ich nichts von diesen Babys. Und ich wusste auch nichts von mir, der Mutter eines Kindes, das nie selbstständig sein wird. Ich kannte weder die mütterliche Verzweiflung noch die mütterliche Kraft. Ich hatte keine Ahnung von der Existenz verdrängter Gefühle, ich kannte die Kraft der Liebe nicht, die es einem möglich macht, der Familie zu dienen. Kurz gesagt, ich wusste fast nichts über das Leben, lebte von Fantasien über meine Rolle und über eine Zukunft in schillernden Farben.

Ich war ja keine Mutter eines Kindes mit Behinderung, deshalb konnte ich mich mit kleinen Sorgen und Freuden beschäftigen. Ich teilte sie mit anderen Müttern: Wir sprachen über unsere Geburten, über die Tagesrhythmen unserer Kinder, über Koliken und über das Stillen. Wir klagten darüber, dass wir unausgeschlafen waren, und freuten uns über das erste Wort unserer Sprösslinge. Wir gestanden einander, keine Lust oder Zeit für Sex zu haben. Wir prahlten mit unseren Männern oder beklagten uns, dass sie sich in der Vaterrolle nicht bewährten. Wir fühlten uns bedeutsam, schließlich waren wir Mütter geworden. Und wir hatten nicht die Absicht, auf irgendetwas zu verzichten. Die Kinder lieben und arbeiten gehen, uns weiterentwickeln, kochen, lesen, malen, studieren und schreiben. Wir waren blauäugig. Wir ließen uns von der süßen Eitelkeit junger Mütter lenken. Vom Pantheon schaute uns Demeter, die Göttin der Fruchtbarkeit und der Mutterschaft, milde zu. Stolz schoben wir unsere Kinderwagen und wussten, dass wir jetzt eine Mission erfüllen. Wir hatten zum Bevölkerungswachstum beigetragen, unsere Kinder würden für die Rentenkassen arbeiten, somit sind wir also für die Gesellschaft nützlich geworden. Schließlich waren unsere Kleinen ein wesentliches Kapital in einem Europa, das schon jetzt überaltert war.

Bereits als Abiturienten hatten wir Gespräche zum Thema Nachkommen geführt. Manche meinten, wir sollten überhaupt keine Kinder in die Welt setzen, weil die Welt grausam sei. Es kam vor, dass jemand etwas über einen zukünftigen Atomkrieg erwähnte: Wenn er ausbricht, sterben wir sowieso alle. Das waren Themen, die es unabhängig vom Ozonloch und dem Plastikmüll im Meer in Erwägung zu ziehen galt. Über Schwierigkeiten bei der Erziehung wurde nicht gesprochen, über Krankheitsrisiken erst recht nicht. Das lag außerhalb unseres Horizonts, schließlich waren wir alle gesund, gleich würden wir das Abitur machen. Jeder von uns konnte sprechen, lesen, schreiben und rechnen. Wir trieben Sport, gingen in die Disco. Und wir konnten noch vieles mehr.

Ich mache eine Schreibpause. Ich gehe einkaufen, man kann ja nicht immer nur zu Hause sitzen. Auf der Straße läuft vor mir eine Frau. Ihre Schritte sind unsicher, sie zieht einen Einkaufstrolley hinter sich her. Ihre Jacke kommt mir bekannt vor, deshalb rufe ich:»Guten Tag!«

Die Frau dreht sich um, ich kenne sie tatsächlich, es ist Frau L. Ihr schönes Gesicht ist beinahe unberührt vom Alter, denn Frau L. ist fast neunzig. Einst war sie Opernsängerin und hat Platten aufgenommen. Bis heute spielt sie auf dem Flügel und gibt Gesangsunterricht. Sie ist auf dem Rückweg von ihrer Physiotherapie und klagt über die Schwierigkeiten, die sie beim Laufen hat.

»Bestimmt denken die Leute, ich habe etwas getrunken, aber ich spüre einfach meine Beine ab den Knien abwärts nicht mehr. Der Kopf gibt den Befehl, wo der Fuß sich hinstellen soll, aber mein Fuß hört den Befehl nicht und stellt sich hin, wo er will, manchmal sogar schräg. Hinzu kommt, dass ich meine Füße nicht mehr heben kann, ich schlurfe. Das sind die Nerven, etwas ist mit meinem Kopf nicht in Ordnung«, gesteht sie.

Ich höre ihr zu und denke an Jan, der auch seit Jahren unsicher geht, selbst wenn er sich am Rollator festhält. Sein geschädigtes Gehirn ist sehr wahrscheinlich nicht in der Lage, den Füßen Befehle zu geben. Er kann das niemandem erklären, reagiert oft mit Panikattacken, wenn er sich nicht auf den Rollator stützen kann oder kein starker Arm in der Nähe ist. Frau L. ist sehr besorgt. »Das Alter ist etwas für Mutige«, sagt sie immer wieder. Das ganze Leben ist etwas für Mutige, denke ich und verabschiede mich von ihr. Mit wackligen Schritten geht sie weiter und zieht den Einkaufstrolley hinter sich her. Sie trägt Jeans und weiße Tennissocken, ihr helles Haar glänzt in der Sommersonne. Wäre da nicht dieser unsichere Gang, würde sie den Eindruck machen, sie sei zwanzig Jahre jünger. Ihr Gang ist so wacklig, wie einst Jans Gang.

Ich kehre vom Einkaufen zu meinen Erinnerungen zurück. Jan ist noch klein und hat noch gar nicht die Absicht zu laufen. Ich hingegen plane das Leben. Jemand hat einmal gesagt, dass das Leben das ist, was geschieht, während wir Pläne schmieden. Das kann ich voll unterschreiben. Eine junge Mutter plant. Eine junge Mutter stillt und träumt. Sie ist hoffnungsvoll und freut sich. Worauf eigentlich?

Was hat die junge Mutter und Ehefrau erwartet, die ich damals war? Woher kommen die Erwartungen und Ansprüche junger

Frauen? Ich schaue in die Vergangenheit und sehe mehr, als ich damals sah.

Ich wollte unbedingt alles anders machen als meine Mutter! Die meisten jungen Frauen richten sich unbewusst nach den Erfahrungen, die sie zu Hause gemacht haben. Bei mir war es andersherum: Ich wollte, dass es anders wird. Dafür hatte ich viele Gründe. Auch den, dass in der Familie, aus der ich stammte, Behinderungen bei Kindern kein Thema waren. Es gab alle möglichen Lebensschwierigkeiten, aber keine Behinderungen. Nur Tante Hela, die Schwester meines Großvaters, hatte einen in der Entwicklung zurückgebliebenen (so sagte man damals) Jungen.

Ich lernte ihn als erwachsenen Mann kennen, der, seit ich denken konnte, bei der Tante lebte. Sie hatte ihn aus der entfernten Familie adoptiert, von jemandem, der wahrscheinlich nicht mit ihm zurechtgekommen war. Sie war kinderlos, deshalb kümmerte sie sich gern um den Jungen. Als ich zum ersten Mal von Siggi hörte, der auch regulär arbeiten ging, wurde erzählt, dass seine Kollegen ihn oft betrogen, ihn nach der Lohnauszahlung betrunken machten und dann bestahlen. Tante Hela liebte ihn sehr, aber sie war wohl generell für die Liebe sehr empfänglich, den selbst als sie schon über siebzig war, schaltete sie noch eine Annonce auf der Suche nach einem Ehemann, dem vierten übrigens.

Die Tante und Siggi waren einmal Weihnachten bei uns zu Besuch. Der Tante klapperte das schlecht sitzende künstliche Gebiss, Siggi verzehrte riesige Mengen Weißwurst mit Senf. Mir ist die Tante mit dem Gebiss viel stärker in Erinnerung geblieben als das »Verhalten« von Siggi.

Vom Tod der Tante erfuhr ich während des Kriegsrechts in Polen, als ich schon in Berlin wohnte. Keiner weiß, was aus Siggi geworden ist. In Poznań, wo Tante Hela lebte, interessierte sich niemand aus der Familie für sein Schicksal. Auf die Frage, wo er ist und wie es ihm geht, erhielt ich immer die gleiche kurze Antwort: »Weiß ich nicht.«

Dieses hilflose »Weiß ich nicht« wurde zu einer unüberwindbaren Mauer. In diesem »Weiß ich nicht« waren die Angst vor der Wahrheit und Gewissensbisse zu spüren. Wie kann man hier weiter fragen, ohne den antwortenden Menschen in einen Abgrund verdrängter Gefühle zu stürzen? Jeder hat so einen Abgrund. Das ist ein sehr gefährlicher Ort. Er erinnert an die verschlossene Kammer im Palast des Blaubart, voller Leichen und Blut. Man darf niemanden dazu zwingen, diese Kammer verdrängter Gefühle zu öffnen. Jeder entscheidet selbst, wann er den Schlüssel nimmt und es riskiert einzutreten. Der Schlüssel ist die eigene Reife und die im Vollbesitz der geistigen Kräfte getroffene Entscheidung.

Der Schlüssel ist auch die plötzliche Erleuchtung, dass so eine Kammer überhaupt existiert. Schließlich bleibt das, was verdrängt wurde, unsichtbar; es befindet sich außerhalb des Wahrnehmungshorizonts, eingehüllt in den Nebel des Unbewussten und der Angst vor der Wahrheit. Der Abgrund verdrängter Gefühle verschluckt einen wie das Labyrinth des Minotaurus. Wenn man dort ohne Grauen hineingehen will, muss man das Licht der Entscheidung und den roten Faden des Bewusstseins haben. Und erst dann versteht man sich und seine Entscheidungen gänzlich. Wenn also jemand antwortet, er wisse es nicht, und wenn ich selbst keine andere Antwort habe, dann heißt das, dass ich diese Tür nicht öffnen darf.

Diese Erzählung entsteht auf dem Land an der Havel. Die Berliner übernehmen hier gern Häuser früherer Bewohner, die in die Städte abgewandert sind. Ich gehe an den Strand, um zu baden und meinen Körper zu bewegen, der durch das Sitzen am Schreibtisch ganz steif ist. Im Haus nebenan wässert der hochbetagte, aber rüstige Nachbar seinen Garten. Seit Wochen ist es trocken, als hätte Demeter Persephone vorzeitig gehen lassen müssen. Der Sohn des Nachbarn lebt mit seiner Familie in Berlin, aber sie sind alle fast jede Woche hier. Der ältere Herr fragt mich, worüber ich schreibe, ich antworte ihm kurz, dass ich über Jan schreibe. Darüber, dass er eine sehr seltene unheilbare Krankheit hat. Der Nachbar schaut mich über den Lattenzaun an und erzählt von seinem Enkel. Ich kenne den Jungen, habe ihn schon öfter mit seinen Eltern gesehen. »So einen Fall gibt es in Berlin einmal in zehn Jahren«, sagt der Großvater des Jungen. »Eine seltene genetische Anomalie, in seinem Blut fehlt es an Blutkörperchen, die für das Immunsystem zuständig sind.« Ich frage, ob ihm dadurch nicht jede Erkältung gefährlich wird. »Natürlich. Aber ist denn nicht das ganze Leben gefährlich?«, antwortet der Nachbar heiter und sprengt weiter seinen Rasen. Plötzlich klekst mir etwas auf die Brust. Ein weißer Kotfleck einer Schwalbe, von denen es hier viele gibt, verziert mein Kleid wie ein Orden. Ich weiß nicht, womit ich diese Auszeichnung verdient habe – ich gehe an den Strand, ziehe das Kleid aus und springe in den Fluss. Die kleinen Fische, die man im sauberen Wasser sehen kann, könnten leicht Opfer eines Hechts werden. Noch sind sie frei, noch erfreuen sie sich des Lebens. Die jungen Schwalben üben fliegen. Ich schwimme auf dem Rücken und beobachte ihre chaotischen Versuche, sich in der Luft zu halten. Bald werden sie in den Süden fliegen. Ich liege auf dem Wasser und lasse mich von der Strömung treiben. Ich schaue zum sandigen Grund des Flusses, und in diesem Moment wird mir klar, dass ich dieser Geschichte nie auf den Grund werde gehen können.

Ich kehre gedanklich zum Fruchtwasser und zur Geburt zurück. Wenn man ein neues Leben gibt, leidet man fürchterlich darunter, dass man seinem Kind nicht gleichzeitig Unsterblichkeit mitgeben kann. Wir sind Göttinnen des Lebens, haben aber keine Macht über den Tod. Die größte Kraft und die größte Schwäche in einem Augenblick. Ironie des Schicksals. Nach dem Baden wickle ich mich in ein Handtuch und gehe zu der Bank mit meinen Sachen.

Jan entwickelte sich ganz normal. Ich ließ ihn regelmäßig impfen, ließ die von Kinderärzten empfohlenen Untersuchungen machen, die in dem dafür vorgesehenen Untersuchungsheft dokumentiert wurden. Unser Kinderarzt war engagiert und freundlich, seine Praxis lag zehn Minuten zu Fuß von unserer Wohnung entfernt. Wir wohnten damals bereits in einem anderen Stadtbezirk mit vielen Gärten und Villen aus der Vorkriegszeit. Den Vorgarten vor unserem neuen Haus, das in den Sechzigerjahren als Lückenfüller gebaut worden war, hatte der Eigentümer mit einem Sandkasten und einer Schaukel ausgestattet. Jan kochte im Sandkasten gern eine »Suppe für den Mond«. Wenn er ihn am Himmel sah, sagte er, er würde ihn gern umarmen. Offensichtlich war er auf mystische Weise mit dem Mond verbunden, er liebte ihn. Deshalb kaufte ich ihm auch ein Buch mit der in Polen bekannten Sage von Herrn Twardowski, der einen Pakt mit dem Teufel schließt, um übermächtige Kräfte zu bekommen. Als er schließlich den Teufel mit seiner Seele bezahlen soll, flieht er auf den Mond, auf dem er angeblich bis heute sitzt. Doch die Folgen der Lektüre waren nicht vorherzusehen, denn nicht der Mond, sondern der Teufel faszinierte Jan, und von da an fürchtete er sich panisch vor dem Teufel. Ich gebe zu, diese Angst manchmal ausgenutzt zu haben, um ihn zu Dingen zu bewegen, die er in seiner kindlichen Dickköpfigkeit nicht tun wollte, wie vor dem Rausgehen Schuhe anzuziehen oder sie nach der Rückkehr wieder auszuziehen. Ich sagte: »Ich glaube, der Teufel schleicht hier irgendwo herum«, woraufhin er meiner Bitte sofort nachkam.

Wann fingen die Probleme an? Schwer zu sagen. Vielleicht als Jan vier Jahre alt war. Wir hatten eine der regulären Vorsorgeuntersuchungen beim Kinderarzt. Ich erinnere mich ganz genau an diesen Termin, Jan gab sich wirklich viel Mühe, er war ruhig und gut gelaunt. Er musste an diesem Tag eine Geschichte erzählen, die auf Bildern dargestellt wurde, es ging um eine Vogelfamilie. Alles lief gut, bis ein Konditionalsatz kam.

»Wenn die Vogelmutter nicht …, dann hätten die Vögelchen …«, so was in der Art. Jan kam durcheinander, er verwechselte

Ursache und Folge. Dann wurde der Wortschatz getestet, dafür wurde ihm eine lange Reihe von Bildern vorgelegt, die er benennen musste. Damit kam Jan zurecht, obwohl er zweisprachig war. Der Arzt war überrascht, weil Jan einen Granatapfel erkannte und ihn korrekt benennen konnte. Er konnte nicht wissen, dass wir den ganzen Winter lang Granatäpfel gegessen hatten, die Jan und ich sehr mochten. Dann wurde Jans Körperhaltung, Beweglichkeit und Geschicklichkeit geprüft. Der Arzt warf ihm einen Ball zu, den er fangen sollte. Trotz eifriger Versuche konnte Jan nicht punktgenau reagieren, der Ball rutschte ihm immer durch die Hände. Ich kannte dieses Problem – seit Jan laufen gelernt hatte, konnte er keinen Ball fangen. Darauf hatten mich schon die Erzieherinnen im Kindergarten hingewiesen, deshalb übten wir, so viel es ging, aber es wollte nicht klappen. Warum konnte Jan den Ball nicht fangen? Dieses Problem beunruhigte den Arzt sehr, er sagte, man müsse Jan im Auge behalten, aber er überwies uns damals nicht zu einem Spezialisten.

Dann kam Alexander auf die Welt. Gut, wie gut, dachte ich später oft, dass ich nichts von dem Schicksal wusste, das Jan bevorstand, als ich mich für ein zweites Kind entschied. Ich habe eine Bekannte aus Jans Kindergartenzeit, deren erste Tochter, Sabine, mit vielen Behinderungen geboren wurde. Sie war blind, spastisch und sprach nicht. Elisabeth, die Mutter des Mädchens, brachte später noch zwei Kinder zur Welt. Vor allem die Entscheidung für ein drittes Kind – Sabine war damals schon fast achtzehn Jahre alt und ihre jüngere Schwester Anna sechs – war »der Durchbruch einer Schallmauer«, wie Elisabeth es gern beschrieb. Einige Jahre später zeigte sich, dass Anna ihre ältere behinderte Schwester vorbehaltlos angenommen hatte. Sie akzeptierte sie mit all ihren Wunderlichkeiten und Einschränkungen. Für ihren Bruder jedoch, das jüngste Kind, war die älteste Schwester eine inakzeptable Herausforderung. Er fürchtete sich vor ihr und mied sie wie »den Teufel, der herumschleicht«. Ich erinnere mich an ihr Haus und den Garten. Sie hatten das Glück, Berufe zu haben, die es ihnen erlaubten, Kredite aufzunehmen. Sabine lag im Sommer auf einer Decke im Garten und rief immerfort »Mama!« Elisabeth gestand mir damals, dass sie dieses ewige »Mama« nicht mehr hören könne, dass sie das Wort wegen der unaufhörlichen Wiederholung von morgens bis abends mittlerweile anekele. Mama-Mama-Mama.

Jan hörte im Alter von zweiundzwanzig Jahren auf, »Mama« zu sagen. »Mama« war das letzte Wort, das er deutlich aussprach. Mir fehlt dieses »Mama« sehr.

Was war noch beunruhigend bei Jan, als er klein war? Während ich Pläne schmiedete, wie ich die Kinder und mich unter einen Hut bekomme, wie ich unsere beiden Jungs zu selbstständigen verantwortungsvollen Männern erziehe, deren Mutter arbeitet, eigene Interessen hat und ihnen nicht »mit dem Putzlappen« hinterherrennt, wie meine Mutter gern sagte (ihre Schwester hingegen fürchtete sich davor, »ständig am Herd zu stehen«), während ich also mein Leben plante, hatte dieses für mich seine eigenen Pläne. Jan hing an meinem Rockzipfel. In einer neuen Umgebung und in Wohnungen von Bekannten zeigte er große Unsicherheit und wollte immer bei mir sein.

Als er noch kein Jahr alt war, konnte er es nicht aushalten, auch nur für einen Moment allein zu sein. Wenn ich mich wusch, musste ich ihn mit ins Bad nehmen, er saß auf seinem Stühlchen, und ich sprach mit ihm, während ich hinter dem Vorhang unter der Dusche stand. Dafür verreiste er später gern, sogar mit seiner Kindergartengruppe ganz allein. Seltsamerweise fürchtete er sich dann nicht, aber wenn ich mit ihm zusammen war, musste ich immer ganz nah sein.

Er brauchte meinen Beistand, er spürte, wenn meine Gedanken sich von ihm entfernten, schon als Säugling. Ich war nicht in der Lage, in Jans Gegenwart zu lernen, Briefe zu schreiben oder an irgendetwas zu arbeiten. Sobald ich mich gedanklich von Alltagsdingen löste, von den irdischen Fragen, von ihm, weinte er, und später dachte er sich Aufgaben aus, die es sofort zu erledigen galt. Er beruhigte sich erst wieder, wenn ich in seiner Nähe war oder »am Herd« oder »mit dem Putzlappen« in der Hand. Ich kam mir vor, als würde ich in einer Falle sitzen. So hatte das nicht sein sollen. Ich konnte nicht aufhören, mich darüber zu wundern, dass Kinderbetreuung nichts anderes bedeutete als Kinderbetreuung.

Als ich mit meinem zweiten Sohn schwanger war, antwortete Jan auf die Frage, wer sein bester Freund sei, »das Baby«. Trotz seiner Fixierung auf mich war er nie auf seinen Bruder eifersüchtig. Er tröstete Alex, wenn ich die beiden für einen Moment allein im Zimmer ließ, streichelte sein Köpfchen und sagte: »Weine nicht, Kleiner, Mama ist da, weine nicht.« Als er einmal zuschaute, wie ich Alexander die Nägel schnitt, sagte er: »Wenn ich groß bin, werde ich ihm auch die Nägel schneiden.« Aber es ist anders gekommen, denn Alexander schneidet Jan heute die Nägel. Alles ist anders gekommen. Oder besser: Alles ist so, wie es sein soll. Denn wenn es ist, wie es ist, kann es nicht anders sein. Anders war früher.

»Kinder sind Attentate der Natur«[1], las ich einmal bei Martin Walser. Ein sehr guter Satz. In seinem Buch kommt folgende Geschichte vor: Frau K. heiratet einen Mann, der Vater eines behinderten Jungen ist. Der Junge hat eine Stoffwechselstörung und liegt seit Jahren im Koma. Er ist blind. Vielleicht hört er noch. Als Frau K. von ihrem Mann schwanger ist, denkt sie, sie würde ihr eigenes Kind hergeben für die Gesundheit des anderen, wenn das diesem Kind wie durch ein Wunder helfen würde. Hätte ich Alexander hergegeben für Jans Gesundheit? Zum Glück musste ich mir niemals diese Frage stellen. Es ist eine der grausamsten Fragen, die man Eltern stellen kann: Welches Kind überlässt du dem Tod, welches soll überleben?

Bücher über Erziehung, Ernährung und die verschiedenen Entwicklungsphasen – ich las alles. Mit Jan an der Brust las ich

1   Martin Walser, *Das dreizehnte Kapitel*, Berlin 2014, S. 37.

über Säuglinge, über die ersten Kinderkrankheiten, dann über die Trotzphase und so weiter. Ich wollte vorbereitet sein, bevor die Probleme überhaupt begannen. Impfen oder nicht, wie Grenzen ziehen, woher kommen Einschlafprobleme. Theoretisch hatte ich alles unter Kontrolle. Theoretisch.

Ein neuer Mensch war auf der Welt, und das Abenteuer im Umgang mit ihm ist nur dann ein Abenteuer, wenn wir uns ganz und gar darauf einlassen. Pläne und Erwartungen nehmen dem Abenteuer die Würde. Das Unbekannte, das den wichtigsten Teil des Abenteuers Mutterschaft ausmacht, muss unberührt bleiben. Jungfräulich. Das ist wahrscheinlich die mythische unbefleckte Empfängnis: In Liebe all das annehmen, was uns der neue Mensch mitbringt. Komplettes Einverständnis und Offenheit für das Leben, was auch immer es einem bietet. Einfach leben.

Heute schreibe ich wieder über Jan, an seiner statt. Ich kann nicht mit ihm sprechen und meine eigenen Erinnerungen verifizieren, seine und meine Emotionen miteinander vergleichen. Ich glaube, dass diese Geschichte vollkommen anders wäre, wenn er sie erzählen würde. Was soll ich tun, um seinem Leben und seiner Perspektive gerecht zu werden? Meine Erzählung ist nur der Gipfel eines Eisbergs. Ich besitze zwar den Schlüssel zu meiner eigenen Kammer der verdrängten Gefühle, aber nicht zu Jans. Ich kann mir lediglich vorstellen, was er fühlt, und seine emotionalen Reaktionen auf Menschen und Ereignisse bewerten. Ich weiß nichts. Das Einzige, wozu ich fähig bin, ist zu lieben. Ich kann keinen Satz mit ihm wechseln, seit ein paar Jahren nicht einmal ein Wort. Diese Erzählung ist mit einem Stock in den Sand geschrieben, mit dem Finger in die Luft. Mutter, Vater eines Kindes, das nicht sprechen kann, du und ich – wir verstehen uns ohne Worte.

Schnürsenkel

Als Jan etwa fünf Jahre alt war, konnte er gut Fahrrad fahren. Aber andere Fähigkeiten, die von Kindern in seinem Alter erwartet wurden, bereiteten ihm Schwierigkeiten. Andere Kinder konnten sich allein anziehen, Jan nicht. Sie konnten auch Schnürsenkel binden – Jan lernte es nicht. Ständig schwappten ihm Suppen und Getränke aus Tellern und Gläsern, er hasste Tischdecken und zog sie vom Tisch, sogar im Restaurant. Zu Hause führte ich Platzdeckchen ein. Immer häufiger stürzte Jan auf ebenen Wegen, beim Rennen lief er gegen Passanten, als hätte er die Orientierung verloren. Nach dem Winter hatte Jan auf dem Spielplatz Dinge verlernt, die er ein Jahr zuvor noch konnte. Beim Klettern war er bei jeder Bewegung unsicher. Er brauchte meine Unterstützung und Assistenz bei verschiedensten sportlichen Betätigungen. Andere Mütter sahen bei meinen unaufhörlichen Bemühungen, Jan zum Klettern oder Herunterspringen zu motivieren, mit großer Verwunderung zu. Eine Bekannte war sogar der Meinung, ich würde ihn verwöhnen und sei überfürsorglich. Ich aber handelte instinktiv, ich wusste einfach, wie ich Jan helfen konnte, ich wusste, was er brauchte. Ich ließ mich von Kritik nicht verrückt machen, obwohl jede Bemerkung wehtat. Ich hatte keine Erklärung für Jans Ängstlichkeit, für seine mangelnde Koordination. Hinzu kam, dass alle Leute in unserem Umfeld gern bewerteten und alles besser wussten. Ich bekam »gute Ratschläge« von der Familie, von Bekannten und im Kindergarten. Ich hatte nicht den Mut, laut zu sagen, dass jeder dieser Ratschläge mich höllisch quälte. Sie halfen nicht und standen in keinem Verhältnis zur Realität.

Hier begann meine erste Lektion mit Jan: Folge deiner Intuition, unabhängig von dem, was dein Umfeld sagt. Denn diejenigen, die dir so gute Ratschläge geben, sind selten in der Lage, über den Horizont ihrer eigenen Erfahrungswelt hinauszuschauen. Diejenigen, die meinen, es besser als du zu wissen, wissen nie das, was du weißt. Es gibt einen riesigen Wissensspeicher, der sich verbal nicht ausdrücken lässt. Das ist das Wissen, dass sich in Handlungen zeigt, die direkt dem Herzen folgen. Deinem Herzen. Dein Herz weiß, was für dich und für dein Kind gut ist. Seine Stimme wird meist von Tausenden fremden Stimmen übertönt, und es kommt vor, dass du in dieser Kakophonie den Kontakt zu dem verlierst, was in diesem Moment wichtig ist.

Jan wollte ein Klettergerüst hochklettern, und ich lief wie ferngesteuert zu ihm und stand an der Leiter, um ihm Sicherheit und Kraft zu geben. Und dann schaffte er es auch. Wenn Jan vorhatte, von oben herunterzuspringen, stand ich vor dem Klettergerüst und sagte:»Ich bin hier, spring!«Ich machte mich lächerlich, denn die Mütter auf dem Spielplatz verstanden nicht, warum ich das für einen Fünf- oder Sechsjährigen tat. Sie hörten Jans stille Hilferufe nicht. Aber warum hätte es auch anders sein sollen?

In unserem Bezirk verbargen sich hinter hundertjährigen Villen riesige Gärten. Manche Mütter aus dem Kindergarten wohnten in solchen Häusern, und im Sommer verbrachten wir in deren Gärten mit den Kindern gemeinsam die Zeit. Die kleinen Händchen der Jungs in meinen Händen, auf der einen Seite Jan, der munter zu dem verabredeten Treffen mit einem Freund ging, auf der anderen der kleine Alex, erst im Kinderwagen, dann an meiner Hand. Die Nachmittage in schattigen Gartenlauben, Kinder, die nackt unter den Wasserstrahlen des Rasensprengers hindurchrannten und in aufblasbaren Planschbecken badeten. Wir naschten Erdbeeren und Himbeeren vom Strauch, Äpfel fielen von Bäumen, es gab selbst gebackenen Kuchen an diesen göttlichen Nachmittagen, und die Gespräche kreisten einzig um die Kinder. Wir Kindergartenmütter hatten die gemeinsame Obhut. Wir teilten unsere Sorgen, waren stolz auf Fortschritte. Beim Schwimmen, beim Fahrradfahren, beim Schreiben oder Lesen (manche Kinder begannen damit sehr früh), beim Zählen bis zehn und dann immer weiter. Jan zählte auch bis zehn. Wenn die Kinder zweisprachig waren, redeten wir über ihre Fehler und die lustigen Missverständnisse. Als Johannes Paul II. nach Berlin kam, sah Jan ihn im Fernsehen und fragte, ob der Papst Polnisch spreche. »Ja, er spricht Polnisch«, bestätigte ich. »Dann bin ich ja auch der Papst«, stellte Jan für sich fest.

Kinderarzt versus Wahrsagerin

Nach der Vorsorgeuntersuchung, bei der sich herausgestellt hatte, dass der vierjährige Jan beim besten Willen keinen Ball fangen und keinen Konditionalsatz bilden kann, waren wir öfter beim Kinderarzt. Trotzdem lernte Jan im Kindergarten, ohne Stützräder Rad zu fahren. Er konnte sich aber weiterhin nicht allein anziehen. Niemand verstand diese Entwicklungsprobleme, am wenigsten ich. Die Erzieherinnen suchten das Gespräch und fragten um Rat, gleichzeitig musterten sie mich argwöhnisch. Vielleicht stimmte ja in der Familie etwas nicht? Ihre misstrauischen Blicke empfand ich wie Dolche, die sich in mich bohrten, sie säten Zweifel: Ja, im Grunde schon, vielleicht war ich ja daran schuld, dass Jan sich nicht richtig entwickelte? Ich versuchte, mein eigenes Verhalten zu verstehen, ich verfiel in unterschiedliche emotionale Zustände: einmal in übertriebene Sanftheit, ein anders Mal verlangte ich Disziplin und stellte harte Anforderungen, die Jan nicht erfüllen konnte. Ich schimpfte, war böse und ratlos, um einen Augenblick später in Tränen auszubrechen und Gewissensbisse zu haben. »Jan, zieh dir deine Schuhe an, Sven kann das doch auch und Anna und Antonia auch, alle können es! Wir gehen nicht los, bevor du nicht deine Schuhe angezogen hast. Die haben ja nicht einmal Schnürsenkel, wir sprechen ja gar nicht davon, dass du Schnürsenkel binden sollst, sondern du sollst die Schuhe nur anziehen und den Klettverschluss schließen, die einfachste Sache der Welt, wenn man fünf Jahre alt ist, verdammt noch mal, zieh die Schuhe an, wenn wir Eis essen gehen wollen!«

Aber Jan zog die Schuhe nicht an, sondern streckte die Beine aus und sah mich flehend an, damit ich es für ihn tue. Also tat ich es, wütend über meine Inkonsequenz und überzeugt von meiner pädagogischen Unfähigkeit. Die Bemerkungen von Bekannten und von Jans Omas waren eine Qual. »Vielleicht kann Jan das ja schon längst selbst, und du verwöhnst ihn nur. Ich glaube nicht, dass er das in seinem Alter noch nicht kann, er ist ein bisschen dusslig, oder vielleicht bis du dusslig, du bist keine gute Mutter.«

Das wunderbare falsche Wohlwollen der Familie und von Freunden ist ein weiterer Sargnagel für dein Selbstwertgefühl.

Mein Mann war von seiner neuen Arbeit absorbiert. Die Versuche, mich mit ihm über die Bemerkungen der Kindergärtnerinnen und Ärzte auszutauschen, quittierte er mit einem abwesenden Blick und einem banalen »Alles wird gut, die übertreiben bestimmt«. Mit meiner Sorge um Jan fühlte ich mich alleingelassen, ja regelrecht verlassen. Ich war ja diejenige, an die all die Kommentare über Jan herangetragen wurden, und ich konnte mit niemandem meine Zweifel teilen, konnte keinen wohlwollenden Zuhörer finden.

Mein Vater hatte eine Antwort für alles: »So ist es nun mal.« Meine Mutter war mit ihrer eigenen Gesundheit beschäftigt, sie litt an Depressionen. In diesen Jahren gewöhnte ich es mir ab, ihr irgendetwas zu erzählen, weil sie mir nicht zuhörte, sondern in der Welt ihrer eigenen Lebensprobleme blieb.

Meine Schwester hingegen, die gern mit den Kindern spielte, sagte manchmal mit einem vagen Vorwurf in der Stimme, wie sehr ich mich verändert hätte, seit ich Mutter geworden war. Ja, ich hatte mich verändert, ganz bestimmt. Meine Schwiegermutter ging zu einer Wahrsagerin und kam mit einer neuen Erkenntnis zurück: Meine Familie sei schuld an Jans Krankheit. Ich war erschüttert. Eine Spezialistin im Spastikerzentrum überwies Jan zu einer Magnetresonanztomographie seines Gehirns. Verdacht auf Krebs. Sie konnte keine andere Ursache für sein seltsames Verhalten finden.

Jan zeigte mit seinen fünf Jahren auch verzögerte Reaktionen. Wenn man ihn bat, eine einfache Tätigkeit auszuführen, brauchte er bis zu drei Minuten, um die Situation zu bewältigen. Alexander war schon auf der Welt, deshalb bat ich Jan oft, mir zum Beispiel die Tür aufzuhalten, wenn ich den Kinderwagen schob. Wenn er nicht reagierte, wiederholte ich meine Bitte mehrmals. Schließlich hielt ich die Tür selbst auf. Oder es half mir jemand, der gerade zufällig in der Nähe war. In diesem Moment brach Jan in Tränen aus. Der einzige Ausweg, seine Verzweiflung zu beenden, war, den Kinderwagen zurückzuschieben und ihn noch einmal um Hilfe zu bitten. Dann machte er freudig das, was er hatte tun sollen, und ich tat, als sei das unser erster Versuch. Zu solchen Situationen kam es täglich. In Geschäften, in der U-Bahn, in Wohnungen und auf der Straße.

Der Verdacht auf einen Hirntumor riss mir den Boden unter den Füßen weg. Das ist unmöglich, dachte ich; alles ist möglich, meldete sich etwas in mir, was ich nicht hören wollte. Die MRT unter Narkose, dann ein EEG, um Epilepsie auszuschließen. Nichts. Kein Krebs, und Epilepsie ließ sich auch nicht feststellen, Jan hörte weiterhin nicht, was man ihm sagte, und reagierte mit Verzögerung. Wenn aber die Rede von Schokolade war, hörte er es über mehrere Zimmer hinweg. Der Hörtest fiel prima aus.

Die Fragen nach den Ursachen blieben unbeantwortet. Er konnte keine Männchen zeichnen, vermischte Deutsch und Polnisch, er konnte sich weiterhin nicht allein an- und ausziehen. Er stürzte grundlos auf geraden Wegen, rannte auf der Straße gegen Passanten, weil er die Entfernung nicht einschätzen konnte. Ich schützte Jan, wo es ging, und hörte dabei nur auf mein Herz. Die Medizin blieb ratlos. Ich nahm Jan an die Hand, wenn wir auf der

Straße an anderen Leuten vorbeigingen, ich lief ihm hinterher, wenn er rannte, um ein Unglück zu verhindern, ich half ihm beim Zeichnen, beim Bauen, beim Anziehen und beim Ausziehen.

Jan konnte es nicht leiden, sich das Haar waschen zu lassen, jedes Mal weinte er unter der Dusche. Sein Papa erfand eine Methode, die darin bestand, dass er aus einem Plastikbecher langsam Wasser über Jans Kopf goss. Jan beruhigte sich dann tatsächlich. Von da an war Papa Spezialist für schmerzfreies Haarewaschen, obwohl es ihm in anderen Situationen schwerfiel, sich in Jan hineinzuversetzen. Auf Schwierigkeiten bei der Kommunikation reagierte er verärgert und nahm Jans Langsamkeit, sein Gemaule und seinen Protest persönlich. Es kam vor, dass ich dazwischengehen und beide beruhigen musste. Manchmal war mein Mann dann sauer auf mich.

»Habe ich wieder etwas falsch gemacht?«, fragte er mit erhobener Stimme. »Machst du wieder ein Monster aus mir?«

Ich spürte dann Leere, hatte den Eindruck, dass alles zusammenbricht. In solchen Momenten war ich ratlos und traurig, es war, als würde uns eine unsichtbare Kraft die gegenseitige Achtung und Liebe stehlen. Ich versteckte meine Tränen. Die Kammer für verdrängte Gefühle ist geräumig. Man muss schließlich weitermachen. Jan zur Seite stehen. In den Jahren damals zählte jeder Tag, den wir irgendwie durchgehalten hatten.

Dann begann die aufmerksame Beobachtung und die immer wiederkehrende Frage: Warum? Warum konnte Jan dieses und jenes nicht? Die Frage machte mir Bauchschmerzen und Angst. Wenn ich mich manchmal nachmittags hinlegte, wachte ich mit einer Panikattacke auf. Mein Herz ratterte im Brustkorb, ich konnte kaum Atem holen. Zum Glück war Alexander ein heiteres Kind. Wären da nicht die unerklärlichen Probleme mit Jan gewesen – die erste Diagnose lautete »sensorische Integrationsstörung« –, würde ich das die schönste Zeit meines Lebens nennen. Der kleine Alexander hat immer gern für uns gesungen. Jan konnte sich noch relativ gut bewegen und war auf seinem Fahrrad neben dem Kinderwagen meist guter Dinge. Die Nachmittage verbrachten wir in Gärten, im Winter fuhren wir Schlitten. Einmal in der Woche Ergotherapie mit Jan und die Hoffnung auf Besserung. Man sagt, die Hoffnung ist die Mutter aller Dummköpfe. Man sagt, die Hoffnung stirbt zuletzt. Heute weiß ich, dass die Hoffnung eine Illusion ist, die uns vom Leben in der Gegenwart ablenkt. Das ist eine weitere Lektion, die ich im Zuge von Jans Krankheit erhalten habe.

Jan hatte immer viele Freunde, die seine Ungeschicklichkeit und fehlende Bewegungskoordination nicht störten. Er wog es auf mit Humor und Charme. Was schreibe ich da eigentlich? Was wog er auf? Er war so, wie er war, und andere Kinder akzeptierten ihn so noch ein paar Jahre lang.

Uns Eltern erschütterten die immer neuen Expertisen der Ärzte, die verwirrt waren von Jans gesundheitlichen Problemen, die von jedem Standard abwichen: Vielleicht ist es Hyperaktivität, vielleicht eine leichte Entwicklungsverzögerung. Alles sollte gut werden, wenn Jan die Therapie fortsetzt. In unserer Gegend gab es mehrere Kindergärten, darunter eine Integrationskita. Wir Mütter begegneten uns beim Einkaufen und auf den Spielplätzen. Maries Mama sah ich regelmäßig auf der Grünanlage in der Nähe von unserem Haus. Sie hatte auch noch einen Sohn, der älter war als Marie und mit Jan die Rutsche hochkletterte und mit ihm auf dem Fahrrad um die Wette fuhr. Marie konnte nicht laufen, ihre Eltern schoben die Vierjährige in einem Kinderwagen. Sie war ganz klein, hatte eine weiße, fast durchsichtige Haut und riesige Augen, sie war meistens fröhlich und lächelte. Sie durfte alles essen, was sie sich wünschte, Schokolade zum Frühstück, zum Mittag- und zum Abendessen. Sie hatte von Geburt an einen schweren Herzfehler. Ihre Eltern hatten verstanden, dass sie nicht lange leben würde. Das Mädchen hatte etwas von einem Schmetterling, war von ungewöhnlicher Schönheit und besaß die Leichtigkeit eines Lebens, das in der Freude am Augenblick besteht. Der stets anwesende, plötzliche und unvermeidliche Tod hatte ihren Nächsten die Last der täglichen Mühe und des Planens darüber hinaus genommen.

Jede Familie hat mehr oder weniger bewusste Erwartungen in Bezug auf ihre Kinder. Es beginnt mit der Wahl des Vornamens, dann des Kinderwagens, der bereits von Status und Lebensstil künden soll. Und dann geht es weiter: Kleidung, Kindergarten, Fremdsprachen, Sport und das richtige Fahrrad. Die auf das Kind projizierte Eitelkeit und die Ambitionen der Familie sind wie ein Klotz am Bein. Die unsichtbare Last, die dem Kleinen aufgebürdet wird, ist wie die unliebsame Gabe einer bösen Fee. Marie war davon entbunden, und paradoxerweise hob sich bei allen, die sich in ihrer Gesellschaft befanden, die Laune. Stress und Probleme mit dem Erwachsenenalltag traten in den Hintergrund, sobald Marie einem lächelnd in die Augen sah oder einem die Hand reichte, voller Vertrauen zu den Menschen und zum Leben. Ihre Augen, tief wie Bergseen, bargen ein Geheimnis, ihr Ausdruck passte nicht zu einem Kind, sie spiegelten Weisheit und ein Wissen – außergewöhnlich für ein kleines schwaches Mädchen. Schließlich war klar, dass jedes Lächeln das letzte sein könnte. Eines Tages tauchte sie nach den Osterferien nicht mehr auf dem Spielplatz auf. Ihr älterer Bruder kam auf dem Fahrrad, er war sehr gereizt. Ich erinnere mich genau an seine Worte, als ich ihn nach Ostern fragte, wie er verdrießlich etwas von verdorbenen Feiertagen stammelte, weil sich alle mit Maries Tod befasst hätten, und er wollte um keinen Preis Beileidsbekundungen hören.

Eine Zeit später traf ich Maries Mutter im Bus. Es wirkte, als habe sie sich mit dem Verlust abgefunden. Als ich sie nach dem Alltag fragte, klagte sie nicht, ihre Augen drückten Ruhe aus. In dem Gespräch betonte sie, dass Marie ein kurzes, aber gutes Leben gehabt hatte und jetzt ihre Zeit gekommen war. Wenn ich mich recht erinnere, war sie auf dem Weg ins Theater oder zu einem Konzert.

Ich bin im Internet einmal auf einen kurzen Film über eine flügellose Hummel gestoßen. Im Garten wäre sie schnell von einem Vogel aufgepickt worden oder vor Hunger gestorben. Eine Frau hatte das Insekt entdeckt, bereitete ihm in ihrer Wohnung eine kleine Unterkunft und kaufte massenweise blühende, duftende Blumen. Die Hummel kam aus ihrem Häuschen, kletterte auf ihren Finger und wurde zu den Blumen getragen, wo sie sich freudig mit ihren Hummelangelegenheiten befasste. Dann kletterte sie wieder auf die Hand, wo sie sich zusammenrollte und oft voller Urvertrauen einschlief. Die flügellose Hummel hatte einen schönen Sommer. Eines Tages begann sie schwach zu werden, und es war abzusehen, dass ihr Ende nahte. Sie starb in der Hand ihrer Pflegerin, gab ihr kleines Leben buchstäblich und im übertragenen Sinne in ihre Hand. Marie, unsere Kiezhummel …

Im Kiez traf ich auch den Jungen aus Birma, nennen wir ihn Arun. Er war von einem Pärchen, das um die Welt reiste, aufgefunden worden. Er hatte am Wegesrand gelegen und war schon dem Tod geweiht. Ich habe keine Ahnung, wie seine zukünftigen Eltern die Formalitäten für die Adoption erledigt haben, aber Arun kam legal nach Berlin. Er war schwerstbehindert, aber er konnte laufen und sprechen. Ich mochte Arun und versuchte oft, auf dem Spielplatz mit ihm ins Gespräch zu kommen. Das lief gut, bis meine Schwangerschaft sichtbar wurde. Arun fing an, aggressiv auf mich zu reagieren, wollte mir in den Bauch treten. Aus Erzählungen erfuhr ich, dass er getreten wurde, als er im Bauch seiner Mutter war, daher die Schäden, die zu Anomalien in seiner Entwicklung geführt haben. Aber das konnte er doch gar nicht wissen. Seine deutsche Pflegefamilie musste Informationen von der Familie des Jungen haben.

Arun und seine Geschichte berührten mich so sehr, dass ich ihm seine Reaktion nicht übelnahm. Ich kam ihm einfach eine Zeit lang nicht zu nah, schließlich wusste ich, dass er traumatisiert war. Das Pärchen, das ihn zu sich genommen hatte, hatte sich einer großen Aufgabe gestellt. Arun war viel mit seinem Babysitter unterwegs, ich habe seine Eltern nie kennengelernt, angeblich arbeiteten sie viel. Ich hatte nie die Gelegenheit, sie nach ihren Beweggründen für ihre Entscheidung zu fragen. Wahrscheinlich konnten sie nicht anders. Sie konnten einfach nicht anders, als den Jungen zu sich zu nehmen. In solchen Situationen geht es meist nicht darum, warum wir uns zu einem Schritt entschließen. Wir tun das, was wir tun, um nicht die Konsequenzen der Unterlassung tragen zu müssen. Ob die Entscheidung gut ist oder sinnlos, hat in diesem Moment keine Bedeutung. Darüber wird die Zeit entscheiden, nicht wir. Was wäre, wenn diese Menschen nicht auf Aruns Weg erschienen wären? War das überhaupt ihre Entscheidung, oder hat über sein Leben doch der Zufall entschieden, indem er das deutsche Paar zu ihm geführt hat?

In unserem Kiez gab es noch Oskar, einen niedlichen Jungen mit blonden Locken, der stundenlang um den Sandkasten herumging. Seine Mutter, traurig und müde, schön in ihrer Traurigkeit und Müdigkeit, erzählte mir, dass die Probleme in Oskars früher Kindheit begonnen hatten, eine Art Autismus, Entwicklungsstörungen. Die Ärzte waren ratlos. Oskars Vater hatte die Krankheit seines Sohnes nicht ertragen, er verschwand immer häufiger abends in Bars. Oskars Mama rannte dem Jungen auf der Grünanlage hinterher, und er lief freudig weg und wollte nicht nach Hause. Seinen Kopf hielt er immer gesenkt, er sprach nicht, er schaute einem nicht in die Augen.

Ich half oft dabei, Oskar einzufangen, um ihn vor Regen zu schützen oder damit er etwas aß. Seine Eltern liebten Jazz, seinen Namen hatte das Kind zu Ehren von Oscar Peterson erhalten. Eines Tages traf ich seine Mutter im Kino, wir erkannten einander erst nach einer ganzen Weile, als wir in der Popcornschlange anstanden. Sie erzählte mir vom Tod ihres Sohnes. Er ist mit siebzehn Jahren verstorben. Sie wusste nicht, dass Jan zu den Kindern gehörte, die niemals selbstständig sein würden. Damals, als wir dem kleinen Oskar hinterherrannten, hatte nichts darauf hingedeutet. Jan rannte noch mehrere Jahre genauso schnell wie ich.

Im Kindergartenalter gehörte Jan nicht zu den Integrationskindern. Trotz der – wie man das damals nannte –»Entwicklungsverzögerungen« hatte er keinen Inklusionshelfer für behinderte Kinder. Ich erkämpfte für ihn ein zusätzliches Jahr im Kindergarten, damit er nicht schon mit sechs Jahren in die Schule musste. Ich brachte ihn weiterhin zur Ergotherapie, an der er viel Freude hatte. Er kletterte gern in die Kiste mit trockenen Bohnen, schaukelte und bastelte. Nur dass keine Besserung eintrat, im Gegenteil: Von Jahr zu Jahr konnte Jan immer weniger, die frustrierten Therapeutinnen wechselten, und die Praxisleitung hoffte jedes Mal, dass die nächste Therapeutin mehr Erfolg haben würde.

Jan bekam Weinkrämpfe; wenn ihn etwas quälte, dann konnte er fast eine Stunde lang heulen. Ich hatte oft Lust, mit ihm zu weinen, aber ich musste meine Kraft einteilen und ihn trösten und beruhigen. Wenn ich spürte, dass mir die Tränen kamen, wandte ich mich ab. Und so sammelten sich in mir ganze Seen an Tränen.

In der ersten Klasse hatte Jan bereits einen Inklusionshelfer. Trotzdem machte ich mir Sorgen, ob er zurechtkommen, sich in den neuen Ort einpassen würde. Und genau zu diesem Zeitpunkt erkrankte ich an Gürtelrose. Ich ignorierte die Krankheit zu lange, zu Hause nahm sowieso keiner meine Krankheiten ernst. Erst Jahre später sagte mir eine Psychologin, das sei eine Reaktion auf die Schwächung des Organismus gewesen und habe auf extreme Erschöpfung hingewiesen, während ich weiter so funktioniert hatte wie zuvor. Ich hätte zu wenig für mich getan. Dabei hätte meine erste Lektion mit Jan, mit beiden Kindern, sein müssen, dass ich vor allem mit meinen eigenen Kräften haushalten muss.

Wenn es im Flugzeug zu Störungen kommt, sollen Mütter zuerst sich selbst und dann ihren Kindern die Sauerstoffmaske aufsetzen. Eine ohnmächtige Mutter kann ihr Kind nicht mehr schützen. Diese erste grundlegende Lektion hatte ich nicht gelernt, sie war erst meine zweite oder dritte, als ich schon alle Kraft verloren hatte. In den ersten Jahren von Jans Krankheit vergaß ich meinen eigenen Körper. Krank wurden nur andere Menschen, andere Kinder. Ich kannte alle Kindergartenkinder mit Behinderungen. Ich sprach oft mit ihren Müttern. Aber damals war ich noch nicht Mutter eines Kindes mit Behinderung. Ich hatte keine Ahnung und glaubte sogar, die Situation dieser Familien verstehen zu können. Ich war dem Schicksal dankbar dafür, dass es so gnädig zu uns war. Niemand hat mich vorgewarnt. Die Götter, die für uns Fallen wie Wilderer für Waldtiere aufgestellt hatten, steckten mit Sicherheit unter einer Decke.

Nur einmal, Jahre zuvor, hatte mich ein Traum mit einer düsteren Prophezeiung zutiefst beunruhigt. Ein einziger Traum war es gewesen.

Morcheln, Maronen, Fliegenpilze

Auf dem Rasen vor unserem Haus standen Birken und Fichten, unter denen im Spätsommer nach dem Regen unzählige Birkenröhrlinge und Steinpilze wuchsen. Man brauchte nur mit einem Korb vor das Haus zu gehen, und schon fand sich genügend Material für Pilzsuppe oder Nudelsoße. Damals fing Jan wahrscheinlich an, sich für Pilze zu interessieren. Interessieren – das war vielleicht untertrieben. Seine Faszination war grenzenlos, jahrelang lasen wir ihm Bücher über diese ungewöhnliche Gattung uralter Erdbewohner vor. Wenn er Pilze fand, ob vor dem Haus oder im Wald, stand Jan wie angewurzelt da und rief: »Ein Fliegenpilz! Ein Champignon!« Und dann wurde das gefundene Objekt beschrieben und seine Essbarkeit bestimmt.

Die Pilze vor dem Haus waren kein Problem, sie waren klar bestimmbar und schmackhaft und wanderten direkt in den Topf. Schwieriger war es im Wald. Die ungewöhnliche Artenvielfalt brachte uns zur Verzweiflung. Giftig oder nicht? Fielen die Worte »Fliegenpilz, giftig«, wandte Jan sich ab und rannte weg. Wir mussten aufpassen, dass er sich nicht im Wald verlief. Hinzu kam, dass er Pilze nicht anrührte, er aß weder Steinpilze noch Champignons. Seine Faszination für diese Gattung der Flora war unabhängig von ihren geschmacklichen Vorzügen. Wir kauften Bücher und lasen Jan vor dem Schlafen alles über Pilze vor, über ihr Vorkommen und ihre Merkmale. Wir nannten die Namen, und er musste sagen, ob der jeweilige Pilz essbar oder giftig ist. Stinkmorchel – giftig! Jan versteckte sich unter seiner Bettdecke, als warte er auf den Angriff eines Fliegenpilzes. Morchel – essbar! Sein Kopf kam unter der Bettdecke hervor, und Jan lächelte sichtlich erleichtert. Nach diesen häuslichen Pilzstudien müsste ich alle Pilze auswendig kennen und im Schlaf unterscheiden können – doch nichts dergleichen, denn im Wald grüble ich weiterhin über Ritterlinge und dem Reizker ähnliche Birkenmilchlinge mit trichterartigem Hut und bin unsicher, ob ich sie in den Korb legen soll oder nicht. Immer, wenn ich einen Pilz finde, sehe ich Jans entzücktes Gesicht, wie er ruft »Ein Pilz!«, seine weit aufgerissenen Augen und seine Fluchtbereitschaft für den Fall einer potenziellen Gefahr, die von einem unterwegs gefundenen Ungeheuer ausgehen könnte.

Stundenlang studierten wir mit Jan Bücher über Pilze. Heute erinnert sich Jan kaum noch an diese Zeit, er reagiert nicht auf das Wort »Pilz«, und er isst sogar ohne Protest Champignons in Sahnesoße. War diese Zeit deshalb verloren? Vertane Stunden für das Studium der Mykologie, das niemand braucht? Verlieren wir Zeit, wenn wir uns mit etwas befassen, das überflüssig und flüchtig ist? Wenn wir Gärten pflegen, die schon bald von Unkraut überwuchert werden, wenn wir Tiere lieben, die früh von uns gehen, wenn wir Wissenschaften studieren, die wir in ein paar Jahren vergessen haben oder die relativiert werden bis zur Unkenntlichkeit durch die immer schnellere Entwicklung der Forschung? Bleibt irgendetwas unverändert zielführend, wenn sich alles ringsherum so schnell wandelt? Vielleicht besteht die radikale Version davon, dass man sich im Einklang mit der Welt und ihrer permanenten Flüchtigkeit befindet, darin, sich mit unnützen und vergänglichen Dingen zu befassen. Jan und die Fliegenpilze, Jan und die Steinpilze, Jan und die Pfifferlinge im Wald, im Gras, vor dem Haus – eins der deutlichsten Bilder unserer gemeinsamen

Erfahrungen. Nicht mehr und nicht weniger, nur so viel und immerhin so viel.

In der gegenwärtigen Welt huldigen wir verschiedenen Werten, die meistens auf materiellen Dingen basieren. Darunter absolut unbestreitbare, wie der Wert der Macht, der Herkunft und der Gesundheit. Wir alle aber schöpfen das größte Vergnügen und gleichzeitig den größten Nutzen aus einem unkommerziellen allgemeinen Wert: dem der gemeinsamen Erfahrung, des Miteinanders. Pilze zu suchen und sie zu klassifizieren, gemeinsam zu lachen und zu weinen, gemeinsam auf die gleiche Landschaft zu schauen und in dem gleichen Wasser zu schwimmen – das ist der in seiner Schlichtheit größte Wert, denn er ist wirklich demokratisch und für alle jeden Augenblick zugänglich. Ein Wert, der sich nicht korrumpieren, weder zensieren noch kommerzialisieren lässt, es gibt ihn sogar in Lagern und in Gefängnissen, und er bewirkt, dass man selbst an diesen Orten erhabene Momente erleben kann. Kein Diktator würde es schaffen, das Gemeinsame an Emotionen und Erfahrungen zu liquidieren. Auch das ist eine Lektion von Jan: zusammen sein, einfach zusammen sein, sich gegenseitig so viel Aufmerksamkeit schenken wie irgend möglich.

Wenn ich an diese Zeit denke, sehe ich hauptsächlich folgende Bilder: Jan, Alexander und Pilze, Wald, die Gerüche des Waldes und die Farben der Blätter, der Aufschrei »Ein Pilz!« und Jans Flucht, seine Angst und seine Faszination, das Rauschen der Buchen und verdrehte Kiefernäste, Farne im Licht der Morgensonne und die kleine Hand in meiner Hand …

Dichter, Philosoph, Künstler

Ab einem gewissen Alter beginnen Kinder zu verstehen, dass ihre Eltern, wenn sie das Haus verlassen, sich mit sogenannter Arbeit befassen. Die Kinder fragen, was die Eltern machen, wenn sie außer Haus sind, und erhalten Beschreibungen von verschiedenen Beschäftigungen und Berufen. Sie lesen in Büchern über Ärzte, Piloten, Löwenbändiger und Astronauten. Sie lieben Briefträger und Müllmänner und erst recht Feuerwehrleute und Polizisten. Jan hörte Geschichten über Musiker, Förster und Köche ebenso gern wie andere Kinder. Doch auf die Frage, was er einmal werden möchte, die ihm mit etwa fünf Jahren gestellt wurde, wenn sich die meisten Kinder für eine Karriere als Müllmann oder Polizist entscheiden, fand er keine Antwort. Er konnte sich damals in zwei Sprachen ausdrücken, verfügte über einen umfangreichen Wortschatz, und wir wussten genau, dass es in diesem Wortschatz ein gutes Dutzend Berufsbezeichnungen gab. Deshalb war es verwunderlich, dass er die Antwort verweigerte und lachend das Thema wechselte.

Einmal hatten wir zum Abendessen einen Dichter und Philosophen zu Gast. Leszek. Jan spielte in unserer Nähe, ohne auf die Gespräche, die am Tisch geführt wurden, zu reagieren, aber als Leszek gegangen war, fragte er: »Was macht ein Philosoph?«

»Er beobachtet die Welt und denkt darüber nach, wie man leben soll«, lautete unsere für ihn recht vereinfachte Antwort.»Dann werde ich Philosoph«, sagte Jan unerwartet.

Ein anderes Mal, nach dem Besuch von Ryszard, einem Dichter, griff Jan wieder ein Wort auf.»Was ist ein Dichter?«, fragte er mich am nächsten Tag.»Das ist jemand, der die Welt beobachtet, und dann darüber Gedichte schreibt, so wie das über Max und Moritz«, antwortete ich. Daraufhin meinte Jan:»Dann werde ich Dichter.«

Ein Jahr später antwortete Jan auf eine Frage aus der Serie»Was willst du werden, wenn du groß bist?«, er wolle Künstler werden. Damit überraschte er mich, denn ich wusste nicht einmal, dass er das Wort kannte, geschweige denn dessen Bedeutung.»Was macht denn ein Künstler?«, versuchte ich Jans Wissen zu testen.»Er spielt«, antwortete Jan ohne Umschweife. An dieser Definition war viel Wahres dran.

Eine Weile darauf kam es erneut zu Änderungen der beruflichen Pläne, doch dieses Mal war es die Konsequenz aus dem Künstlerberuf: Jan antwortete auf die Frage, was er einmal werden wolle, dass er mit Kindern spielen werde. Oder dass er einfach spielen werde.

Ich musste damals an *Die Blechtrommel* von Günter Grass und an Oskar Matzerath denken, der beschlossen hatte, nicht mehr zu wachsen. Hatte Jan auch diese Entscheidung getroffen?

All diese Gespräche fanden in einer Zeit statt, als die Probleme mit seiner Entwicklung begannen, als er auf ebenen Wegen stürzte, die Sprachen vermischte, seine Bewegungen nicht koordinieren konnte und immer schlechter zeichnete. Die Ärzte konnten keine Ursachen benennen. Oskar Matzerath hatte beschlossen, klein zu bleiben und auf seiner Blechtrommel zu trommeln. Diese Entscheidung half ihm dabei, das Kriegsschicksal der Männer zu umgehen, die Schule, die Verantwortung und jegliche Belastung eines Erwachsenenlebens. Sie half ihm dabei, sich in schwierigen Zeiten eine gewisse Freiheit und Unabhängigkeit von der Politik zu erhalten. Hatte Jan sich so programmiert, um nie erwachsen zu werden?

Ich stellte mir still diese Frage und tippte mir vor dem Spiegel an die Stirn. Hat man überhaupt die Möglichkeit, über so etwas wie den Stoffwechsel, über das Einstellen der Produktion von zwei bestimmten Enzymen zu entscheiden, um auf diese Weise sein Leben lang ein Kind bleiben zu können? Wer hatte wann entschieden, wie die Chemiefabrik im Körper meines Sohnes funktionieren soll?

In der Hauptstadt eines hoch entwickelten Landes suchten die Mediziner fast zehn Jahre lang nach den Ursachen von Jans gesundheitlichen Störungen. Die Diagnose, die sie letztlich stellten, ist so ungewöhnlich, dass sie erklärt, warum sie lange Zeit nicht auf die richtige Fährte gekommen waren. Und als wir endlich wussten, was in Jans Organismus nicht funktionierte, stellte sich heraus, dass die Medizin kein Mittel kennt, das ihm helfen könnte.

Mutter, Vater eines Kindes, das gesund ist und sich altersgerecht entwickelt, gemäß aller Vorsorgeuntersuchungen und Tests, normal und gesund! Wie sehr machst du dir Sorgen wegen Lappalien, wie ungeduldig bist du, wenn dein Kind dich in seiner Lebensfreude nachdrücklich herausfordert! Du hast Glück, riesiges Glück, und zwar vollkommen grundlos. Wie sehr ich dich beneide, obwohl ja jedes Kind Herausforderungen mit auf die Welt bringt.

Der einundzwanzigjährige Jan braucht auch am Tag Windeln, schaut noch immer gern *Lolek und Bolek* und hört Mozart. Der zweiundzwanzigjährige Jan hält sich gern dort auf, wo viele Menschen sind, und zu Hause benutzt er ein spezielles Gehgestell, das ihm dabei hilft, das Gleichgewicht zu halten. Der dreiundzwanzigjährige Jan kann fast gar nicht mehr laufen, verliert das Gefühl in den Füßen.

Für mich aber gibt es keine Stütze. Ich kämpfe um mein eigenes Gleichgewicht, denn ich verliere es immer öfter. Alles verliert mit Jan zusammen sein Gleichgewicht, alles.

Für Eltern von Kindern, die aufhören, selbstständig zu sein, gibt es keinen Rollator. Als Jan angefangen hat, sich zu verändern, habe ich mich an allem festgehalten, um nicht zu fallen und niemanden mitzureißen. Kleine Freuden wie ein Kaffee in der Stadt oder ins Kino gehen, ein neuer Lippenstift oder ein Eis. Große Freuden wie Abendessen mit Freunden, Ausstellungen in Museen und Galerien. Bücher, Musik und Meditation, Geistesübungen und Yoga. Schlaf, Sex, Quarkkuchen. Ob es geholfen hat? Ja, es hat geholfen, um den nächsten Tag, die nächste Nacht zu überstehen. Große Probleme erfordern nicht unbedingt große Lösungen. Kleine Freuden, schöne Augenblicke, Momente des Vergessens haben einen besonderen Geschmack, wenn man im Herzen einen See ungeweinter Tränen trägt. Der letzte rettende Strohhalm: Lächeln auf Knopfdruck, überschminkte Traurigkeit.

Treppen

Wenn Jan mit dem Bus für Kinder mit Behinderungen von der Schule nach Hause gebracht wurde, lief ich von der dritten Etage hinunter, um ihn heraufzuholen. Immer bevor er gebracht wurde, stellte ich mir folgende Szene vor: Es klingelt, ich drücke den Türöffner und höre, wie jemand mit munterem Schritt die Treppe hinaufrennt und dabei zwei Stufen auf einmal nimmt: Jan, der auf seinen eigenen Beinen hinaufläuft. Er kommt in die Wohnung und wirft im Flur seinen Rucksack auf den Boden. »Was gibt es zu Mittag?«, fragt er, und ich sage ihm, was ich gekocht habe. Wir setzen uns zusammen mit Alexander an den Tisch und essen. Wir erzählen, was uns gerade einfällt, die Jungs necken einander, verständigen sich im Jugendslang, von dem ich gerade einmal die Hälfte verstehe. Dann räumen sie den Tisch ab und hören dabei zu laute Musik. Oder ich diskutiere mit ihnen, dass sie an der Reihe sind aufzuräumen.

Die Vision von Jan, wie er selbstständig die Treppe in die dritte Etage hinaufrennt, hat mich jahrelang verfolgt, je schlechter er lief, desto stärker. Ich stellte mir vor, dass diese Vision eines Tages Wirklichkeit wird, ich müsste nur ganz fest an sie glauben und niemals aufgeben. In meinem Kopf entfernten sich die wirkliche Welt und die vorgestellte Welt voneinander.

Mühevoll hievte ich Jan Stufe um Stufe nach oben, stützte ihn, damit er es schaffte. Gleichzeitig hatte ich Fantasien von einem gesunden Jungen, der mit Leichtigkeit in die dritte Etage hinaufrennt. Ein paar Monate später spürte ich, dass ich dabei war, den Verstand zu verlieren. In meiner Fantasiewelt vergaß ich die Wirklichkeit. Je intensiver ich mir Jan vorstellte, wie er die Treppe hinaufrannte, desto stärker negierte ich die aktuelle, harte, unabänderliche Wirklichkeit. Damals kam ein ungewöhnlicher Film in die Kinos, *Adams Äpfel*, in dem der Protagonist, ein Pastor, voller Überzeugung erzählt, dass sein Sohn Fußball spielt, während der schwerbehinderte Junge mit gesenktem Kopf im Rollstuhl sitzt und nicht allein zur Toilette gehen und erst recht nicht Fußball spielen kann. Der Pastor, der die Wirklichkeit einfach nicht akzeptierte, faszinierte mich, ich erkannte in dieser Szene mich selbst, aber ich bin diesen Weg nicht weitergegangen. Eine Bekannte, die angeblich hellseherische Fähigkeiten hatte, tröstete mich damit, dass Jan gesund ist, dass er in einer anderen Dimension läuft und spricht. Was soll ich damit anfangen, fragte ich mich, wir sind hier und jetzt; wenn es Parallelwelten gibt, dann führen wir dort andere Leben und haben andere Probleme. Es sind also nicht die Parallelwelten, mit denen ich mich befassen muss. Ich beschloss, den die Treppe hinaufrennenden Jan zu vergessen.

Mein Abschied von der Vision von einem gesunden Jan dauerte mehrere Wochen. Mühselig löste ich mich von dem Bild von Jan, der aus eigener Kraft die Treppe hinaufläuft, gleichzeitig hatte ich Schuldgefühle, als würde ich ihn in einer virtuellen Wirklichkeit dazu verurteilen, seine körperlichen Kräfte zu verlieren. Dabei war das, was ich tat, doch meine Zustimmung, Jan so wahrzunehmen, wie er ist, und auch alles andere so anzunehmen, wie es nun mal ist. Hier und jetzt. Langsam gab ich den Widerstand gegen etwas auf, das nicht abzuwenden war.

Schule und anderes

Ja, es klingt absurd, aber der Angst muss man sich stellen, man muss sie besiegen. Doch es gibt eine ganz bestimmte Phase bei den Herausforderungen, vor die uns das Leben stellt, und zwar die, wenn wir gerade etwas Neues anfangen, ohne zu wissen, was uns erwartet und wohin es führt. Auch wenn wir uns selbst für etwas entscheiden, zum Beispiel dazu, einen Gipfel zu erklimmen, den Arbeitsplatz zu wechseln oder ein Haus zu bauen, wissen wir nicht, ob und wie wir es schaffen und was wir am Ende dafür zahlen werden, dass wir uns selbst herausgefordert haben. Umso mehr, wenn es um Erfahrungen geht, die wir uns nicht aussuchen, um Krieg, Krankheit, den Verlust des Vermögens oder den Verlust nahestehender Menschen oder andere Plagen, die das Leben mit sich bringen kann. Glück hat, wer sich im Einklang mit seinen Leidenschaften und Interessen selbst beweisen kann. Wer nicht gern auf Berge klettert, wird niemals in die Alpen fahren. Wer nicht mit dem Mut eines Seefahrers segelt, wird keinen Ozean überqueren.

Niemand trennt sich selbst ein Bein oder einen Arm ab, niemand sticht sich die Augen aus, um zu erfahren, was es heißt, in Dunkelheit zu leben. Kein normaler Mensch wird aus eigenem Willen sein Haus anzünden oder seine Nächsten umbringen, um den Schmerz des Verlustes zu erfahren. Dennoch spinnen die Götter gemeinsam mit den Moiren heimlich Fäden der Bestimmung, in die sie eine Schlinge des Leidens einflechten. Ein Hinterhalt für die Seele.

Die erste Lektion in der Leidensschlinge ist die Verdrängung und das Festhalten an der Hoffnung, dass es nicht noch schlimmer wird, als es schon ist.

Jan wurde eine Diagnose nach der anderen gestellt. Alle erwiesen sich später als reine Spekulationen ratloser Ärzte. Gelegentlich hörte ich »Hoffentlich sind es keine Stoffwechselstörungen«, und ich wiederholte innerlich »Hoffentlich ist es nicht der Stoffwechsel«.

Ich lebte in der Hoffnung, alles werde sich klären und vorbeigehen, und dies sei lediglich eine Entwicklungsphase, eine schwierige und geheimnisvolle zwar, aber eben nur eine Phase. Freunde erzählten von eigenen Schwierigkeiten in ihrer Kindheit, Wunderlichkeiten, Fehlern und Krankheiten, die sich alle spurlos verwachsen hatten. Es stellte sich sogar heraus, dass je begabter und außergewöhnlicher ein Mensch war, desto mehr hatte er in seiner Kindheit gelitten. Legasthenie, nächtliches Einnässen, Mathelernschwäche, schweres Asthma oder Verbrennungen, Klammern an die Mutter und Angst davor, allein zu Hause zu bleiben – all das erfuhr ich von Freunden, die versuchten, uns zu trösten. Ich verdrängte die Angst umso mehr, als die Untersuchungen nichts Konkretes ergaben. Jan war einfach anders. Das half mir dabei, die Unsicherheit auszuhalten. Die Prioritäten von Jans Vater befanden sich außerhalb unserer Wohnung, aber er arbeitete letztlich auch für uns. Wir führten zwangsläufig eine traditionelle Ehe, dabei war das niemals mein Traum. Aber immerhin waren wir zusammen, Mama, Papa und die Kinder. Wenn auch um den Preis, dass ich mich den beruflichen Zielen meines Mannes unterordnete.

Ich verdiente als Journalistin dazu, aber an eine Vollzeitstelle war nicht zu denken. Nachmittags, wenn ich Dienst beim Radio hatte, ein oder zweimal pro Woche, kam meine Mutter, um sich um die Jungs zu kümmern. Sie machte es nicht gern, denn sie fühlte sich erschöpft. Trotzdem half sie uns damals sehr. Mein Mann kam immer verspätet aus dem Büro. Ich hatte keine Wahl, ich musste bis zweiundzwanzig Uhr in der Redaktion bleiben. Ich mochte diese Tage im Radio sehr, sie gaben mir Energie für den Rest der Woche und das Geld, das wir so dringend brauchten. Im Jahr 2000 wurde Jan eingeschult. Weil wir ein zusätzliches Jahr für ihn im Kindergarten erkämpft hatten, hatte er ein gemeinsames Jahr mit Alexander. Der Kindergarten war eine Elterninitiative, von Eltern gegründet. Wir kannten uns alle, mit manchen stehen wir heute noch in Kontakt. Wie gesagt, war Jan bis dahin nie als Kind eingestuft worden, das Sonderbetreuung brauchte, im Gegensatz zu anderen, die den Kindergarten mit dem Status eines Kindes mit Behinderungen besuchten. Im letzten Kitajahr wurde jedoch klar, dass es mit der Schule schwierig werden würde. Ich rannte von Arzt zu Arzt, sammelte Befunde psychologischer Tests und konsultierte die für Bildung zuständigen Ämter. Jan erhielt den Status eines Kindes, das einen Schulbegleiter braucht, aber es war nicht einfach, eine entsprechende Schule zu finden. Ich machte mir Sorgen, ob die anderen Kinder Jan akzeptieren würden, ob er Freunde finden würde, was er in der Pause machen würde, wenn er auf sich selbst gestellt war. Mein gestresster Körper streikte. Ich vergaß wichtige Daten, verspätete mich zu Verabredungen. Jan sprach immer schlechter, zählte nur noch bis vier und war nicht in der Lage, sich Buchstaben einzuprägen, er zeichnete wie ein Dreijähriger. Statt in die erste Klasse kam er in die Vorschule.

Damals hörte er gern die Sage vom Wawel-Drachen und verwechselte die Drachenhöhle mit den »Schwarzen Kassen«, ein Begriff, der in den deutschen Medien oft vorkam, als im Jahr 2000 die illegalen Konten der CDU unter der Regierung von Helmut Kohl bekannt wurden. Als Jan zur Schule kam, verschrieb ihm der Arzt für ein paar Wochen eine geringe Dosis Ritalin – ein Mittel, das heute sehr in der Kritik steht, damals aber verbreitet war. Wir machten damit keine guten Erfahrungen. Jan bekam von den Tabletten Kopfschmerzen und verlor sein Temperament, was ihn komplett veränderte. Später bekam er nie mehr Medikamente, die die Psyche beeinflussten. Die Lehrerinnen taten, was sie konnten, damit Jan sich die Buchstaben und Zahlen einprägte. Bausteine, Computer – nichts brachte Fortschritte beim Lernen. Ein paar Jahre später fragte der Sohn eines Bekannten, ob Jan schreiben und rechnen könne. Ich antwortete, dass er es nicht könne. Der Junge war ernstlich entsetzt, aber sein Vater zeigte Humor und Empathie, indem er sagte, Jan bräuchte das nicht mehr, denn das würden andere für ihn tun.

In der Schule blieb er immer weiter hinter der Klasse zurück und regte sich ständig auf. Wie sehr, kann ich mir nur vorstellen. Sein natürlicher Charme aber brachte ihm neue Freundschaften, zumindest in den ersten Jahren. An seinem Geburtstag, genau einen Tag nach dem Angriff auf das WTC, hatten wir das Haus voller Mitschüler aus seiner Klasse. Die Jungs gingen raus, um Roller zu fahren. Jan hatte auch einen Roller zum Geburtstag bekommen. Damals konnte er noch etwa eine Viertelstunde lang das Gleichgewicht halten.

Ich habe ein Bild vor Augen, ein verblichenes, wie auf einer Postkarte, die man auf dem Flohmarkt findet: Jan stößt sich mit dem Fuß am Asphalt ab und fährt vor sich hin, ich renne ihm hinterher. In diesem Augenblick bin ich seine Aufmerksamkeit, sein Orientierungssinn, ich höre auf, ich selbst zu sein. Ich renne, ich erspüre jede Gefahr für Jans Gleichgewicht, jede seiner Unsicherheiten, ich werde zum Roller und zu Jan, zum Weg, zum Asphalt und zu dem Stein auf diesem Weg. Die Verkörperung der Wachsamkeit.

Damals begann ich darüber nachzudenken, wie weit ihm seine Andersartigkeit bewusst ist, sein Zurückbleiben hinter anderen Kindern in seinem Alter.

Eines Tages erzählte mir Jans Lehrerin, dass er wütend geworden war, als er die gelungenen Zeichnungen seiner Klassenkameraden sah. Er sei durch die Klasse gegangen und habe versucht, ihre Werke zu zerstören. Jan hat immer gern gezeichnet oder darum gebeten, dass jemand für ihn etwas zeichnet. Jetzt konnte er die Zeichnungen der anderen Kinder nicht ertragen, weil er es selbst nicht mehr schaffte, den Stift zu halten – Jan, der als Fünfjähriger gesagt hatte, er wolle Künstler werden.

Nach zwei Jahren in einer normalen Schule zeigte sich, dass dies für Jan nicht der richtige Ort war. Wir wechselten in eine anthroposophische Schule für Kinder mit Behinderungen. Diese Entscheidung ist uns nicht leichtgefallen, sie war aber für Jan die Erlösung.

Für uns Eltern bedeutete der Schulwechsel zu einer Sonderschule letztlich, die Tatsache annehmen zu müssen, dass Jan krank war, trotz der weiterhin unklaren Diagnose und der Beteuerungen der Ärzte, dass irgendwann Besserung eintreten werde. Ich erinnere mich noch, wie wir das erste Mal in die neue Schule kamen und im Kreis der Kinder standen. Jedes von ihnen hatte ein Handicap. Es waren Kinder, die auf der Straße einfach als »Anormale« bezeichnet wurden. In diesem Moment wurde mir klar, dass Jan jetzt Teil einer Gemeinschaft sein würde, die von »normalen« Menschen gemieden wird. Und wir Eltern mit ihm. Damals musste ich der Wahrheit definitiv ins Auge blicken: Ich war Mutter eines Kindes, das niemals selbstständig sein würde. Eines Kindes, das spezielle Fürsorge braucht. Diese Wahrheit veränderte auch unsere Beziehung. Natürlich war ich weiterhin diejenige, die sich um Jan kümmerte, aber gleichzeitig begann eine andere Phase, in der Jan mein Lehrer wurde und ich seine Schülerin.

Käfig, Freiheit, Stimme

Die Angst kam immer plötzlich, sie ließ sich nicht verdrängen, schließlich hat jedes Gefühl das Recht, in uns zu entstehen. Und wenn es da ist, wenn es einmal geboren ist, hat es das Recht, wahrgenommen zu werden. Ich hatte Angst davor, wie Jans Leben, wie unser Leben aussehen würde. Wie lange würde er Treppen laufen können? Wie lange würde er auf die kleine Toilette in unserer Altbauwohnung gehen können? Würde er sehr groß oder vielleicht dick werden? Würde er nachts schlafen können? Ich erholte mich im Schlaf, denn die Wirklichkeit war schlimmer als die nächtlichen Albträume. Solange ich schlief, war alles gut, aber ich wachte mit heftigem Herzklopfen auf, bumm, bumm, mein Herz drohte, aus der Brust zu springen. Ich brachte dieses Gefühl nicht mit Panikattacken in Zusammenhang. Es kam vor, dass ich die Angst so stark verdrängte, dass mir selbst offensichtliche Symptome wie eine Laune meines Körpers erschienen.

Auch du kennst dieses Herzklopfen, Mutter, Vater eines Kindes mit unerklärlichen Problemen. Dein Herz rast, eingeschlossen im Käfig der Angst um dein Kind, wie ein wildes Tier, das in eine Schlinge getappt ist. Wie ein Tier, das gezähmt, das gestreichelt werden muss. Sonst wird es wahnsinnig und beginnt, mit dem Kopf gegen den Käfig zu schlagen, sich Schmerz und Wunden zuzufügen. Streichle dein wildes Tier, dein entsetztes Herz, zähme das Tier, das sich in dir abkämpft, Mutter, Vater eines Kindes, dessen Zukunft dir so große Sorgen macht. Schließe dein panisches Herz in deine Arme.

Mein Tier war eine Löwin ohne Stimme, deren Käfig von einem Graben voll eiskaltem Wasser umgeben war. Jetzt öffne ich endlich diesen Käfig und entlasse die Löwin in die Freiheit. Ich erlaube ihr, sich frei zu bewegen. Ich gebe ihr ihre Stimme zurück. Brüllen soll sie, so laut, so gewaltig, wie sie kann. So, dass alle sie hören.

Schatten und Schmetterlinge

Während ich dies hier schreibe, bin ich manchmal ich selbst, und manchmal versuche ich, mich in Jan einzufühlen. Demütig verneige ich mich vor seinem Inneren, das für mich ein Geheimnis bleiben wird. Das, was ich über ihn weiß und was ich erspüre, ist lediglich ein Schnipsel der Wahrheit seiner Erfahrungen, es ist mein Versuch, die Erlebnisse und Gefühle, die ich über die Jahre gesammelt habe, wie Steinchen zu einem Mosaik zusammenzufügen.

Ich betrachte die Birkenblätter, die sich im Wind wiegen, und mir scheint, dass sie mehr Wahrheit über Jan enthalten als meine Worte. Der Schatten der Birke auf der Wiese des Gartens hat eine klare Gestalt, aber eine wandelbare Struktur. Der Baum ist Wirklichkeit, ist Jans Wahrheit. Der Schatten ist mein Versuch, das zu beschreiben, was in seinem Leben geschehen ist. Die Form des Birkenschattens hängt nur vage mit der Form der Birke zusammen. Der Baum, der vor mir steht, ist riesig, hochaufgeschossen – sein Schatten ist flach und zweidimensional, er gibt die Komplexität der Birke nicht wieder. Mit dem Lauf der Sonne schiebt er sich über das Gras im Garten, schlägt einen Bogen. Im Laufe der Jahre nehme auch ich Jans und meine Erfahrungen anders wahr. Die Zeiger der ewigen Uhr gestatten es mir nicht, auf der Stelle zu stehen. Ich schiebe mich zusammen mit dem Birkenschatten weiter und beginne, das Bild aus einer anderen Perspektive wahrzunehmen. Manchmal fliegt ein Insekt oder ein Vogel um den Schatten herum. Dann lebt der Schatten für einen Moment auf, und auf meine Worte überträgt sich die Schwingung eines anderen Lebens, die schillernde Leichtigkeit einer Libelle, die offensichtliche Banalität einer Fliege und die Schönheit von Schmetterlingsflügeln.

Parmesan, Weinkrämpfe, offene Türen

Jans Weinen. Ja, es gab diese Zeit. Seine Einsamkeit, seine Verlorenheit und sein Weinen. Angefangen hat es, als er sieben Jahre alt war, und es hat viel zu lange gedauert, ich weiß nicht, wie viele Jahre, bestimmt drei, vielleicht vier. Niemand wusste, was vor sich geht, doch es war die Krankheit, die ihren Tribut forderte. Die Koordination seiner Bewegungen wurde immer schlechter, seine Hände konnten die Schere nicht greifen, die Suppe schwappte vom Löffel, Gläser kippten um. Im Urlaub war jeder Gang in ein Restaurant mit Ärger verbunden. Es musste ein Platz ohne Tischdecke gefunden werden. Jan zog Tischdecken herunter, egal, was auf dem Tisch stand, Gläser und Zuckerdosen purzelten auf den Boden. Dabei sagte er nachdrücklich »Keine Tischdecken!«, und dann wusste man Bescheid.

Schlimmer war es, wenn wir an Feiertagen unsere Familie oder Freunde besuchten und es nicht geschafft hatten, sie vorher zu bitten, die Tischdecke wegzulassen. Jan musste sonst woanders hingesetzt und die Gastgeber davon überzeugt werden, die Tischdeko zu ändern, oder wir hätten die ganze Zeit seinen Protest und seine Weinanfälle ertragen müssen.

Einen Teil der Schuld trage ich, das gestehe ich offen – ich habe keine Wahl, wenn meine Erzählung authentisch sein soll. Jan hatte in seinen ersten Lebensjahren so schön gegessen, er konnte mit dem Löffel und der Gabel umgehen und aus Tassen trinken. Als er anfing, Suppen und Getränke zu verschütten, und damals niemand wusste, dass Jan nichts dafür konnte, dass das einfach von der in ihm schlummernden Krankheit kam, war ich wütend auf mein armes Kind wegen des Chaos und seiner Unachtsamkeit. Pass auf, Jan, du kannst doch schon allein essen, du weißt doch, wie man die Tasse hinstellt, eben lief alles so gut und jetzt plötzlich nicht mehr?

Ich fragte mich, ob das kindlicher Trotz war, der Versuch, seinen Willen durchzusetzen. Gleich darauf beruhigte ich mich, wenn ich Jans Verlegenheit sah. Wie leicht ich heute darüber schreiben kann, und wie schwer es damals war zu verstehen, als ich noch eine funktionierende Mutter sein wollte, die ihre Kinder gut erzieht, als ich noch nicht du war, Mutter, Vater eines pflegebedürftigen Kindes.

Ich richtete mich nach dem, was mir einst beigebracht worden war: Wichtig ist vor allem Selbstständigkeit. Zur guten Erziehung gehörte auch musterhaftes Benehmen bei Tisch, ob mit oder ohne Tischdecke. Zur guten Erziehung gehörte, selbstständig zu essen, sich selbstständig sein Brot mit Butter oder Marmelade zu beschmieren, den Weg vom Teller zum Mund selbstständig mit Gabel und Löffel zurücklegen zu können. Mit zwei Jahren konnte Jan alles. Als er vier war, war es schlechter, im Alter von sechs Jahren war es beunruhigend schlecht, aber es ging noch irgendwie. Jan konnte nicht mehr mit Messer und Gabel essen, aber noch mit der Gabel Nudeln aufnehmen. Die Zeit blieb erst stehen und begann dann rückwärts zu laufen.

In dieser Zeit hörte Jan auf, Fleisch, Butter und Eier zu essen. Seine Hauptnahrung bestand aus Nudeln mit Tomatensoße und Parmesan. Ohne Parmesan wollte er nichts zu sich nehmen. Parmesan musste sich im Kühlschrank befinden und auf Reisen dabei sein, immer, in großen Mengen. Auf die Frage, was er zu Mittag essen wolle, antwortete Jan:»Parmesan mit Nudeln.« Parmesan stand an erster Stelle, Nudeln an zweiter. Wir kauften Reiben für Parmesan in der Toskana, wir kauften Parmesan am Stück und gerieben. Billigen und teuren, gefälschten und echten. Freunde brachten uns Parmesan von ihren Reisen mit, ach, die waren die besten, die Freunde mit dem Parmesan! Wenn ich dieser Zeit in unserem Leben einen – positiven – Namen geben wollte, dann wäre das die Parmesan-Epoche. Wenn ich die Emotionen, die uns damals begleiteten, zusammenfassen müsste, waren das die Jahre der Tränen.

Mutter, Vater eines Kindes, das gesundheitliche Probleme hat, du willst um keinen Preis deine Selbstkontrolle verlieren, damit sich nicht die Tür zur Kammer der verdrängten Gefühle öffnet! Deine Tage vergehen in unaufhörlicher Aktivität. Du räumst die Wohnung auf, suchst nach Therapien, Ärzten und neuen Medikamenten. Deine freien Augenblicke verbringst du am Computer, wo du Kontakt mit der ganzen Welt aufnimmst, auf der Suche nach jemandem, der vielleicht dein Kind erlöst. Wunderheiler, gute Feen und Schamaninnen überbieten einander mit traditioneller chinesischer und indischer Medizin. Wäschewaschen, Mittagessen, Abendbrot und noch einmal Wäschewaschen – das ist dein Rhythmus. Über allem thronen das Kind und sein Wohl. Tränen sind überflüssig, Tränen verwischen das Bild des Alltags, für dessen Bewältigung die Augen scharf und fehlerfrei sehen müssen. Die Einnahme von Medikamenten, das Training der Beine, der Arme, der Sprache und anderes haben ihre festen Zeiten und erfordern Konzentration und eiserne Disziplin. Du kannst nicht weinen, heulen, jammern. Das ist ein Luxus für Schwächlinge, denen das Leben Prüfungen erspart hat, für Weichlinge, die unter einem guten Stern geboren sind, für die die Götter eine Nebenrolle vorgesehen haben, die im Spiel der Erfahrung, die man Schicksal nennt, auf der Reservebank sitzen.

Du weinst, ja, aber vor Wut, dass irgendein Plan nicht aufgegangen ist, dass es dir nicht gelungen ist, an etwas heranzukommen, was deinem Kind helfen könnte. Dein Stolz erlaubt es dir nicht, Schwäche zu zeigen. Ein falscher Freund ist der Stolz, und im Bunde mit der Eitelkeit maskiert er sich als Stärke. Dabei sammelt sich in der Tiefe deines Herzens über die Jahre ein See an Tränen. Dieser See ist tot, es gibt darin weder Fische noch Pflanzen, und auf der Wasseroberfläche spiegelt sich keine Wolke, kein Sonnenuntergang. Wenn du diesen See nicht herausweinst, nach und nach oder mit einem einzigen Mal, beginnt er zu faulen und dich von innen zu zerstören, Mutter, Vater eines Kindes, das gesundheitliche Probleme hat. Du brauchst jemanden an deiner Seite, der gelegentlich einen Arztbesuch übernimmt, einen Gang zum Amt, eine Wäsche, ein Mittagessen, der es dir ermöglicht, eine kleine Pause am Strand deines geheimen Sees zu machen. Dann kannst du so lange weinen, wie du weinen musst.

Der Tränenstrom fließt aus dir heraus, befreit die Traurigkeit und die Müdigkeit, ein Strom an traurigem Wasser des Lebens, das eingeschlossen ist von nicht enden wollenden täglichen und nächtlichen Verpflichtungen. Und das Wasser, das aus deinen Augen fließt, wird lebendig, der Platz in deinem Herzen wird frei. Du gehst zu deinem Kind zurück mit frischer Kraft, denn mit dem Tränenstrom verlassen dich Stolz und Eitelkeit, die beiden falschen Freunde. Wer dir Zeit zum Weinen gibt, ist dein wahrer Freund und eine echte Unterstützung. Nur der.

Dabei übersieht man ihn so leicht! Stolz und Eitelkeit wollen diesen Freund nicht in dein Haus lassen. Sie flüstern dir heimlich zu, dass du allein es am besten kannst, dass nur du weißt, wie man mit deinem Kind umgehen muss, damit es geschützt ist. Sie führen dazu, dass du in Gesprächen mit anderen vorgibst, die volle Kontrolle über die Situation zu haben. Sie verbergen deine Verzweiflung und deine Müdigkeit hinter der Maske einer lächelnden Hausfrau wie aus der Fernsehwerbung. Sie lackieren dir die Fingernägel und kämmen dir sorgfältig das Haar. Wenn du Vater bist, lassen sie dich effizient arbeiten und vortäuschen, dass du alles unter Kontrolle hast. Du bist immer gepflegt, auffallend gepflegt. Du bist immer ordentlich und hast einen richtigen Haarschnitt. Du trägst ein tolles Parfüm, damit im Büro niemand den Geruch von Windeln wahrnimmt.

Mutter, Vater eines Kindes, das eine grausame Diagnose erhalten hat, du darfst keine gesundheitlichen Probleme haben. Deshalb weine, wenn du die Gelegenheit dazu hast, soviel du kannst, und öffne die Tür, wenn dir jemand helfen will. Egal, ob derjenige das gut oder schlecht macht. Er wird immer gut sein, einfach deshalb, weil er da ist. Das ist schon sehr viel.

Bühne des Lebens

Ich habe immer gern die Erzählungen von Sławomir Mrożek gelesen, ich hatte sogar einmal das Vergnügen, ein Autorentreffen in Berlin mit ihm zu dolmetschen. Wo immer es Inszenierungen seiner Theaterstücke gab, besuchte ich sie. Während des Studiums schrieb ich Arbeiten über seine berühmten Einakter. Aber damals hätte ich nie gedacht, dass ich wie eine seiner Hauptfiguren werden würde. Jans Krankheit warf mich wie die »Hand von übernatürlicher Größe« in *Striptease* aus meiner Bahn und fing an, mir Befehle zu erteilen. Vergiss dein Diplom, leg das Kleid ab und zieh dir bequeme Schuhe an, statt am Schreibtisch zu sitzen: Marsch in die Küche. Bring deinem Kind erst alles bei, was es können muss, und dann sieh zu, wie es dieses ganze Wissen verliert, und lehre es dennoch weiter, damit es nicht verliert, was es sowieso verlieren wird. Wiederhole Tag für Tag immer das Gleiche ohne Erfolg. Je mehr du dich anstrengst, desto weniger Früchte tragen deine Bemühungen. Je inbrünstiger du die Götter um Gnade anflehst, desto mehr belustigst du sie.

Ich wartete täglich auf Godot und ordnete mich den Befehlen Mrożeks »Hand von übernatürlicher Größe« unter. Wie soll man Sinn in der Sinnlosigkeit finden? Wie soll man Boden unter den Füßen zurückgewinnen, wenn man in der Luft hängt? Wie den Stein auf den Berg rollen, wenn sowohl der Stein als auch der Berg

73

eine Illusion sind? Ich fragte damals nicht nach dem Sinn, ich wusste, dass es keinen gibt. Tag für Tag rollte ich wie Sisyphos den Stein den Berg hinauf, Tag für Tag rollte der Stein wieder herunter, und am nächsten Tag musste ich von Neuem beginnen. Ich rollte ihn so lange, bis ich vergaß, wozu ich das tat. Ich rollte ihn jahrelang, bis ich schließlich von der Schauspielerin im Theater des Absurden zur Zuschauerin wurde, die über sich selbst Tränen lachen konnte. Es ist eine lehrreiche Erfahrung, das Leben als ein Theaterstück und sich selbst auf der Bühne zu sehen. Wer schreibt das Drehbuch, wer besetzt die Rollen? Die Götter, die eine menschliche Komödie inszenieren, oder wir selbst, indem wir Entscheidungen mit unvorhersehbaren Folgen treffen? Gibt es die Möglichkeit, ein neues Drehbuch für das eigene Leben zu schreiben? Wenn die »Große Hand« kommt und erneut ein Opfer fordert, kann man sich dann widersetzen und einfach »Nein« sagen? »Ich bin damit nicht einverstanden, man gebe mir bitte eine andere, eine leichtere Rolle!«

Spiele der Brüder

Alex und Jan spielten gern Indianer, Astronauten und Ritter. Die Schränke waren voll mit Kostümen zum Verkleiden, sodass sie in verschiedene Rollen schlüpfen konnten. Wir bauten zu Hause Wigwams aus Decken, Lagerfeuer mit imaginierten Flammen aus Duplo-Steinen loderten, Plastikfische hingen an Angeln. Aus dem Etagenbett wurde ein Raumschiff, und die Ritterhelme wurden zu Helmen von Astronauten auf dem Mond. Abends dachte ich mir für die Jungs Geschichten über die Abenteuer von Jan und Alexander aus. Dabei ließ ich mich von den Abenteuern von *Lolek und Bolek* inspirieren. Aus einer dieser Geschichten bastelten wir ein Buch, das mit Collagen und Fotos der Jungs illustriert war. Alexander und Jan im Kosmos. Als Alexander vier wurde, war Jan siebeneinhalb. Die Jungs konnten noch immer zusammen spielen, denn weil Jan in seiner Entwicklung stehengeblieben war, waren ihm Duplo-Bausteine, Verkleiden und einfache Spiele weiterhin wichtig. Alexander hatte einen Spielgefährten, obwohl es kein einfacher Gefährte war. Jans Bewegungskoordination wurde immer schlechter, und er lief oft in Bauwerke hinein, die Alexander auf dem Boden errichtet hatte. Jan konnte nicht einschätzen, wo er seinen Fuß hinstellen musste, um nicht auf die Bausteine zu treten. Es gab oft großes Theater, wenn Jan der Länge nach hinfiel, weil er das Gleichgewicht verlor, und Alexander traurig war, weil seine sorgfältig aufgebaute Burg oder ein Gehöft zerstört war. Doppeltes Weinen und doppeltes Trösten.

Die ganze Schwierigkeit in solchen Situationen bestand darin, dass man Alexander nicht erklären konnte, warum das passierte. Nicht einmal die Ärzte waren in der Lage, einen Grund für Jans Koordinationsprobleme zu finden. Alex war zu klein, um zu verstehen, dass sein Bruder unschuldig und vollkommen schutzlos der Krankheit ausgeliefert war. Er war betrübt und nahm Jans Verhalten persönlich, er konnte ja nicht anders, er, der kleine Junge, der stolz war auf seinen Turm, den er eigenhändig gebaut hatte. Wenn ich ihn heute nach damals frage, erinnert er sich an nichts davon. Erinnert er sich wirklich nicht, oder hat er diese Erfahrung verdrängt? Die Zeit wird es zeigen.

Auf der Straße lief Jan weiterhin gegen ahnungslose Passanten. Wenn ich mit ihm einkaufen ging, war ich immer darauf konzentriert, meine Augen überall zu haben und jeden Zusammenprall zu verhindern. Die Leute reagierten meist mit Unverständnis, schließlich war Jan schon ein großer Junge. Einmal ergoss eine Frau, die sich als Lehrerin vorstellte, eine Lawine aus Schimpfwörtern über uns und nannte Jan ein ungezogenes Balg. Meine Versuche, die Situation zu erklären, quittierte sie mit einem höhnischen Prusten und dem barschen Kommentar, sie habe in der Schule eine ganze Menge solcher »Kranker«.

In dieser Phase bekam ich eine weitere wichtige Lektion von Jan. Fast täglich führte mir das Leben schmerzhaft vor Augen, dass Verhaltensweisen, die Missbilligung auslösen, nicht zwingend aus böser Absicht oder Soziopathie erfolgen. Eine leichte oder schwerere Behinderung, Traumata und Folgen negativer Bedingungen, Kriegserinnerungen, häusliche Gewalt und im Organismus angestaute Ängste führen zu Störungen in der Kommunikation. Ein Zusammenstoß oder auf Bausteine zu treten ist ebenfalls eine Störung in der Kommunikation. Wir prallen mit Worten oder mit den Körpern zusammen, wir prallen energetisch aufeinander, chemisch und emotional. Wenn ich auf dem Rummel Autoscooter auf einer magnetischen Fläche beobachte, kommt es mir so vor, als betrachte ich die Synthese zwischenmenschlicher Beziehungen. Ein paar Meter ohne Probleme, und dann bumm!, frontaler Zusammenprall. Auf dem Rummel kaufen die Menschen ein Ticket, um sich auf diese Weise zu amüsieren, und reagieren mit kindischem Lachen. Im Leben ist es umgekehrt.

Ein Vierjähriger weiß nicht so viel, wie ein Erwachsener verstehen kann, wenn er sich für einen Moment von seinen Gefühlen distanziert, die in Wirklichkeit an die Emotionen eines Kindes erinnern. Konflikte wie die zwischen Jan und Alexander finden überall, täglich, Millionen Mal unter Erwachsenen statt. Ein falsch gesendetes Signal, und schon kommt es zur Frontalkollision. In Familien, Firmen, unter Freunden, in Schulen und an Universitäten, in öffentlichen Gebäuden und auf dem Dorf. Die meisten von uns benehmen sich wie ein Kind, dem jemand seine Bauwerke kaputt gemacht hat. Es kommt auch vor, dass ich mich selbst, wie alle anderen ringsherum, wie ein Kind benehme, ein anderes Mal wiederum wie Jan, der Alexanders Bausteine umstößt. Wenn ich mir aber Jans Lektion gut in Erinnerung rufe, bin ich alles gleichzeitig, und dann gelingt es mir, die Situation, deren Zeugin oder Teilnehmerin ich bin, aus deiner Perspektive zu sehen, Mutter, Vater eines Kindes, das niemals selbstständig sein wird. Dann höre ich sofort auf, mich zu ärgern oder andere zu bewerten. Dann bin ich einen Moment lang klug.

Diagnose

Die Ergotherapie und die Diagnose »Hyperaktivität« kamen zusammen mit dem Verdacht auf einen Hirntumor. Der Kinderarzt versuchte, uns zu beruhigen, alles werde sich einpendeln, und die Kinder seien eben verschieden. Ab Jans siebtem Lebensjahr gingen wir regelmäßig zu Untersuchungen in die Charité. Die Ärztin war jung und wollte helfen. Wir ließen Jan regelmäßig Blut abnehmen, Urin abgeben, wiegen, messen und punktieren. Es wurden regelmäßig ein EKG sowie eine MRT von seinem Gehirn gemacht. Letzteres wurde immer beunruhigender, weil ein seltsames Sekret auftauchte, das die Arbeit seiner grauen Zellen verlangsamte.

Jan schrie und weinte, sobald er das steinerne Kliniktor aus dem 19. Jahrhundert sah, den gewaltigen Gebäudekomplex im Norden von Berlin. »Ich will nicht!«, weinte er, und wir brachten ihn wie zu einer Urteilsvollstreckung sieben Jahre lang mindestens dreimal jährlich dorthin. Was war dagegen der Piks in die Ferse des Neugeborenen gewesen! Meine Ohnmacht beim Anblick, wie jemand meinem Kind einen Tropfen Blut abnimmt. Damals konnte ich mir die Gefühle noch erlauben und mich ihnen hingeben, traurig sein, weinen und dann wieder zu mir kommen. Später gab ich meine ganze Kraft, um Jan zu stärken und zu trösten.

Ich habe einmal von einem Experiment über die Entstehung von Abstumpfung und Hilflosigkeit gelesen. Ein in einen großen Käfig eingesperrter Hund (mir tut dieser Hund sehr leid!) wird Elektroschocks ausgesetzt. Er versteht sehr schnell, an welchen Stellen es für ihn gefährlich ist, und hält sich in dem Bereich auf, in dem es keine Elektroschocks gibt. Nach einer Weile aber werden die Elektroschocks an allen Flächen des Käfigs verabreicht. Der verwirrte Hund kann keine Stelle mehr finden, an der er sicher ist. Er gibt die Suche nach Rettung schließlich auf und legt sich in eine Ecke. Daraufhin wird der Käfig geöffnet, der Hund ist frei, nichts steht dem Ende seiner Qualen mehr im Weg. Doch er macht keinerlei Anstalten, den Käfig zu verlassen. Das Experiment hatte seinen Willen, für sich selbst zu kämpfen, gebrochen.

Die Jahre in der Charité, wenn Jan untersucht wurde, was zu nichts Konkretem führte, ließen mich mit schwindender Hoffnung und einem Schmerz zurück, der nicht auszuhalten war. Diese Jahre waren für mich wie der Käfig dieses Hundes.

Auf die Untersuchungsergebnisse musste man meist lange warten. Falsche Diagnosen, ungenaue Aufklärung, Briefe von Ärzten, die Termine absagten. Jeder Arztbesuch kostete uns viele Nerven, immer war er verbunden mit der Hoffnung, dass irgendein Mittel für Jan gefunden würde, irgendetwas, das ihm helfen könnte. Jan entwickelte sich rückwärts, hörte auf zu sprechen, war kaum noch in der Lage, eine Gabel in der Hand zu halten, konnte sich immer schlechter bewegen. Wir gingen zu dieser heiligen Stätte des Hippokrates voller Hoffnung, aber wir kehrten traurig und müde von dort zurück; müde vom Warten, müde vom Trösten, müde von den Gesprächen mit der ratlosen Ärztin.

Nach diesen Untersuchungen fielen wir erschöpft ins Bett und schliefen zwei Stunden. Wir hielten uns aneinander fest wie am letzten rettenden Strohhalm. Damals trat Polen zehn Jahre nach Antragstellung der Europäischen Union bei. Das hätte für uns eine Zeit der Freude sein müssen. Gerade weil mein Mann und ich uns stark für die deutsch-polnische Verständigung eingesetzt hatten, begrüßten wir den Beitritt Polens zur EU und waren bewegt. Aber für unsere Familie begann eine schlimme Zeit. Im Jahr 2005 erfuhren wir, woran genau Jan litt.

Voller Ungeduld fuhren wir in die Klinik, um die Ärztin zu sprechen, die unseren Sohn betreute. Schon an ihrem Gesicht erkannten wir, dass es nicht gut stand. »Jans Krankheit ist ungewöhnlich«, sagte sie. »In Berlin ist das der erste Fall. Eine sehr seltene Stoffwechselerkrankung: Galaktosialidose, auch Goldberg-Syndrom genannt.« Hundert Fälle sind auf der ganzen Welt registriert, davon die Hälfte in Japan. Die Ursache der Krankheit ist das Fehlen von zwei Enzymen, wodurch sich im Gehirn eine seltsame Substanz bildet, die zu Störungen des Nervensystems führt. Sie beeinflusst die Motorik, die Intelligenz, die Emotionen und das Funktionieren von Organen. Es gibt drei Verläufe von Galaktosialidose. Wenn sie gleich nach der Geburt ausbricht, lebt das Kind nur etwa ein Jahr und es geht ihm in diesem kurzen Leben sehr schlecht. Dann kann diese Erkrankung im Alter von vier Jahren ausbrechen – so wie bei Jan. Die in Japan registrierten Fälle von Galaktosialidose betreffen Erwachsene. Bei ihnen kommt es zu Störungen in den Nieren und der Leber, aber das Gehirn bleibt aus unbekannten Gründen verschont und funktioniert normal. Damit es überhaupt zu diesem genetischen Defekt bei einem Kind kommen kann, muss eine sehr spezielle, ungewöhnlich seltene Kombination der Gene von Mutter und Vater vorliegen.

Es ist leichter, eine Million im Lotto zu gewinnen, als einen Partner zu finden, mit dem man eine Kombination erzielt, die diese Art Krankheit auslöst. Es gibt keine pränatalen Untersuchungen, die Probleme mit dem Stoffwechsel ausschließen, das wäre zu kostspielig und zu kompliziert. Wir haben über zweitausend Enzyme. Wenn eines nicht so funktioniert, wie es soll, kommt im Organismus alles durcheinander. Wir sind eine sehr empfindliche, phänomenal in sich abgestimmte Chemiefabrik, in der schon kleinste Unregelmäßigkeiten zum Zusammenbruch des ganzen Systems führen. Galaktosialidose ist so selten, dass es keine Forschungen dazu gibt. Die Pharmaindustrie investiert nur in Krankheiten, aus denen sich Kapital schlagen lässt. An ein paar Dutzend Fällen lässt sich nichts verdienen. Die Erbkrankheit ist autosomal rezessiv. Das bedeutet, dass nicht jedes Kind diese fatale Genkombination mitbekommt, man kann Träger sein, aber gesund, so wie ich und Jans Vater, man kann ganz frei sein von der Kombination, und es kann einen so treffen wie Jan. Alexander hatte Glück.

»Ich kann Ihnen nicht helfen«, sagte die Ärztin, und wir Eltern fielen in einen Zustand, der an Katatonie erinnerte, wir hörten auf zu fühlen, denn hätten wir Gefühle zugelassen, wäre das Gerüst, das unsere Seelen so perfekt hielt, eingestürzt. Wir durften nicht zusammenbrechen, deshalb trösteten wir die traurige Ärztin, die sich im Fall unseres Sohnes plötzlich mit dem Ende ihrer Möglichkeiten konfrontiert sah, mit den Grenzen der Wissenschaft, trotz des gewaltigen medizinischen Apparates in der größten Klinik in einem der mächtigsten Länder Europas. Wir kamen dann noch einmal jährlich zur Kontrolle oder für ein Rezept und mussten erneut hören, dass es weiterhin keine Medikamente gegen Galaktosialidose gibt, dass Jan nicht lange leben würde. Wir sollten uns auf das Schlimmste einstellen. Vielleicht würde unser Sohn nicht einmal volljährig werden, weil nacheinander seine Nieren, seine Leber und andere Organe aussetzen würden. Aber zuerst würde er wahrscheinlich erblinden.

Die Begegnungen in dem fensterlosen Arztzimmer waren fürchterlich. Wir verbrachten viele Vormittage in der Klinik. Für Jan waren selbst die Routineuntersuchungen wie das Wiegen eine Zumutung. Er wehrte sich heftig dagegen. Zu Hause konnten wir dieses grausame Urteil irgendwie vergessen. Doch im Behandlungszimmer deprimierte uns der Blick der Ärztin voller Schuldgefühle und Hilflosigkeit und der stets wiederholte Befund:»Unheilbare Krankheit.« Wir hatten schreckliches Pech, das Schicksal hatte uns vor eine Herausforderung gestellt, die uns entweder zerbrechen oder stärken konnte. Das Leben hat uns eine Lektion erteilt, die ich niemandem wünsche, niemals, um nichts in der Welt.

Krise

Eines Tages überkam mich das Gefühl, dass ich keine einzige Stunde weiterleben kann. Jans Krankheit schritt mit riesigen Schritten voran. Hinzu kam, dass Jan nachts mehrmals wach wurde. Ich war die Einzige, die auf seine nächtlichen Wanderungen reagierte. Oft legte ich mich neben ihn, umarmte ihn, und nach einem kurzen Schlaf weckte mich wieder sein Weinen.

Wir sahen auf Röntgenbildern eine unheilvolle Substanz, die in Jans Gehirn immer mehr Raum einnahm, die Funktion seiner Bewegungs- und Sehzentren störte und seine Gedanken trübte. Ich war damals in ständiger Angst, dass sich Jans Tag-Nacht-Rhythmus verändern würde, denn auch diese Möglichkeit bestand. Die Konsequenzen der Krankheit, die ihn leiden ließen und uns hilflos machten, entsetzten mich. Ständig unausgeschlafen, überlastet von den unendlich vielen Verpflichtungen, konnte ich mir kein Leben ohne ein paar Stunden Schlaf nachts vorstellen. Beide Jungs hatten mich in ihrer Kindheit mit ihrem nächtlichen Aufwachen an den Rand meiner Kräfte gebracht. Ich vergaß Termine und Verpflichtungen, schlief in der U-Bahn ein, bekam oft Angina. Die unsicheren Prognosen bezüglich Jan versetzten mich in einen Zustand extremer Unruhe. Jeden Morgen wachte ich mit einem Knäuel Angst im Bauch auf, mein Herz schlug Alarm. Der Tag beginnt, ein neuer Tag mit einer großen Unbekannten, sagte mir mein Herz, und ich brachte es auf dem Weg ins Kinderzimmer mit einem tiefen Atemzug zum Schweigen.

Ich fürchtete mich auch vor dem Einfluss, den Jans Krankheit auf Alexander haben würde. Er war ein Kind, das nie irgendetwas verlangte, nie um irgendetwas bat. Unbewusst stellte er Jans Bedürfnisse über seine. Nachts suchten mich Visionen heim, dass Alexander in seinem Leben nicht zurechtkommen, sich allzu leicht zufriedengeben würde.

Ich fürchtete um meine Ehe, denn wir hatten weder Zeit für Erholung noch einen Augenblick Sorglosigkeit. Wir lebten in ständiger Anspannung, unterdrückten unsere Ängste und das Gefühl der Hilflosigkeit. Die Momente der Entspannung, die intellektuelle Welt, in der wir nach einer Oase suchten, waren – zumindest für mich – nur teilweise befriedigend. Ich wollte so sehr eine gut funktionierende Familie, entspannte gemeinsame Mittagessen, Gespräche und Harmonie.

Weil ich Jans Gesundheit nicht kontrollieren konnte, verfiel ich im Alltag in einen Kontrollzwang. Ich, die von Natur aus eher ein sorgloses Temperament hat, entwickelte strenge Regeln für den Tagesablauf und leicht neurotische Angewohnheiten. Die Art und Weise, wie ich den Tisch deckte, wie ich Wäsche, Kleidung und Handtücher aufhängte, war symptomatisch für meine gute Laune oder für plötzliche Anfälle von Gereiztheit. Wenn du keinen Einfluss auf das hast, was das Wichtigste ist, nämlich die Gesundheit deines Kindes, schaffst du dir Ersatz für die Kontrolle über die Wirklichkeit. So ein Alltag schluckt viel Energie und zehrt aus. Ich lernte zu schlafen, wann immer es möglich war. Nur im Schlaf konnte ich loslassen.

Eines Tages aber gingen mir die Nerven durch. Ich weiß nicht mehr, was der Grund für meinen plötzlichen Weinkrampf war. Ich erinnere mich nur an das Gefühl, an das Loch im Bauch, durch das die Energie herauszischte, wie aus einem durchstochenen Luftballon, wie ein Korken, der sich aus dem Kehlkopf gelöst hatte. Ein Schrei aus der Tiefe: »Ich kann nicht mehr.« Immer wieder: »Ich kann nicht mehr.« Denn ich konnte wirklich nicht mehr. Ich warf mich aufs Bett und schlug mit den Fäusten darauf ein. In meinen Regalen standen massenweise schlaue Bücher, auf dem Balkon Blumen, im Kühlschrank Leckereien. Trotz dieser täuschend gemütlichen, bürgerlichen Szenerie war mein Leben zu einem Gefängnis geworden, aus dem es kein Entrinnen gab. Ich konnte mich nicht an eine Schuld erinnern, aber ich spürte ihre Last. Vielleicht fühlte sich so Franz Kafkas Protagonist in *Der Prozess*, der aus dem Nichts heraus und unschuldig angeklagte Josef K.?

Das Einzige, was ich noch konnte, war schreien. Das war ein Schrei nach Hilfe, ein tragischer und zugleich befreiender Schrei, ein Schrei, der für mich selbst bahnbrechend war, aber noch zu schwach, um irgendetwas zu bewegen, weil er lediglich in meiner Wohnung zu hören war, ein Schrei der Erschöpfung und Hilflosigkeit. Wie großartig war doch Oskar Matzerath in dem Roman von Günter Grass, dessen Schrei Gläser und Fensterscheiben in Danziger Mietshäusern zerspringen ließ.

Ich wollte so sehr nach Hilfe schreien, aber ich konnte nicht zu meinem eigenen Schutz und zum Schutz meiner Kinder wie eine Löwin brüllen. Noch nicht.

Und da, genau da, bekamen wir Besuch, der über Nacht bleiben wollte, das Gästebett musste vorbereitet, das Abendessen zubereitet und ein Lächeln aufgesetzt werden. Zum wiederholten Mal tat ich das, was ich nicht hätte tun sollen: Ich schob den Schrei und die Verzweiflung in den Untergrund, verschloss sie dort und vereiste sie, so wie man das früher mit einem schmerzenden Zahn gemacht hat. Ich brachte die Kinder ins Bett, unterdrückte mein Weinen und meine Hilflosigkeit, bereitete das Abendessen zu, aber ich war nicht in der Lage, mich an dem Gespräch zu beteiligen. Wieder rollte sich die Löwin zusammen und gab vor, eine Hauskatze zu sein.

Kurz darauf schickte mich eine kluge Ärztin mit der Diagnose »Erschöpfung« zur Kur. »Sie müssen endlich an sich denken«, sagte sie bereits beim ersten Termin. Alexander konnte ich erklären, wohin ich fahre. Doch ich machte mir Sorgen wegen Jan, der schon damals nicht mehr alles verstand, immer schlechter sprach, und es war unabsehbar, wie er meine mehrwöchige Abwesenheit aufnehmen würde.

Am Tag meiner Abreise zu einer einmonatigen Kur standen wir wie immer um sieben Uhr morgens vor dem Haus und warteten auf den Schulbus für Kinder mit Behinderungen. Ich erklärte Jan, dass ich nicht zu Hause sein würde, wenn er aus der Schule zurückkäme, dass ich für länger verreiste, dass ich das tun müsse, weil ich erschöpft sei und so weiter, immer wieder von vorn. Wir standen auf der Treppe zu unserem Mietshaus und hielten uns an den Händen. Jan hörte mir aufmerksam zu. Plötzlich drehte er sein Gesicht zu mir, schaute mir tief in die Augen und sagte nur drei Worte, die das ganze Dilemma in einer Sekunde auflösten: »Mama kommt zurück.«

Mama kommt zurück. Schließlich ging es nur darum, dass ich zurückkomme. Und das war eine weitere Lektion von Jan: sein Vertrauen zu mir, das Vertrauen in das eigene Schicksal. Wie groß er in diesem Moment war, er, der Junge, der keine Wochentage unterscheiden, den Lauf der Zeit nicht bewerten und die Kausalität von Ereignissen nicht verstehen konnte.

Natürlich kam ich zurück. Nach vier Wochen, in denen ich nichts machen musste außer Gymnastik, Spaziergänge, Lesen und Gespräche mit Menschen, die in diesen Kurort ebenso erschöpft wie ich gekommen waren. Ich brauchte keine Therapie, allein die Tatsache, dass ich über Zeit für mich verfügte, und die Abwesenheit von Alltagspflichten brachten mich wieder auf die Beine. Mein Mann kam mit den Kindern gut zurecht, er gab mir am Telefon zu verstehen, dass ich mir keine Sorgen zu machen brauche und mich ausruhen dürfe. Ich gebe zu, dass ich mich sogar von ihm ausruhte – so sehr hatte ich es gebraucht, mit mir allein zu sein.

Ich kehrte nach Hause zurück mit einem wiedergefundenen Teil meiner selbst, denn ich hatte mir während dieser wertvollen Wochen bewusst gemacht, dass ich nicht ausschließlich Mutter eines pflegebedürftigen Kindes bin. Ich kehrte zurück und beschloss, nicht mehr zu vergessen, dass ich außer einer Mutter vor allem ich selbst bin. Ich selbst.

Der Korken in meinem Kehlkopf löst sich mit jedem Satz dieser Erzählung und verschwindet. Mit jedem Wort, das ich tippe, spüre ich, wie mein Atem frei wird. Je langsamer ich atme, desto mehr Platz hat in mir der heiße Atem einer Löwenmutter.

Abschied

In meinem Herzen entwickelte sich die Vision, dass Jan bald von uns gehen würde. Um psychisch mit dieser fürchterlichen Prognose zurechtzukommen, begann ich paradoxerweise damit, mich an sie zu gewöhnen und mich auf das Schlimmste vorzubereiten. Jahrelang stellte ich mir das Begräbnis meines Sohnes vor, wie ich es organisiere, was ich sage, wen ich einlade und welche Musik wir auswählen. Jan mag Mozart – also Mozart? Er liebt auch den Song der Band Oasis, *Wonderwall* – doch der Refrain mit dem Ausruf »Save me« könnte im Kontext des Abschieds zu traurig klingen. Die Szenarien veränderten sich, je nach Jans Vorlieben und Interessen. Ich machte das im Stillen, ohne meine makabren Fantasien mit jemandem zu teilen. Nie habe ich mit meiner Familie darüber gesprochen. Jahrelang lebte ich in der schlimmsten Angst, die eine Mutter durchleben kann, denn der Tod des eigenen Kindes ist etwas Grausames, das gegen die Logik des Lebens verstößt – und ich zähmte meine Angst. Ich trat ihr entgegen und stand ihr gegenüber von Angesicht zu Angesicht. Ich wusste, dass ich nur so die Diagnose und ihre Konsequenzen ertragen könnte. Ich tat das, solange die Angst stärker war als ich. Im Laufe der Jahre kehrten sich die Rollen um, und die Angst verschwand gänzlich und mit ihr die Begräbnisszenarien. Jan lebt. Und wir leben. Sein Weg ist länger, als die Ärzte vorausgesehen haben. Vielleicht ist sein Weg länger als unserer. Auch darauf muss man sich vorbereiten. Für die Variante, dass Jan lange leben wird, bleibe ich bei Kräften. Nach den vielen imaginierten Begräbnissen sind wir nämlich in gewissem Sinne unsterblich geworden. Wenn man gedanklich so viele Male den Abschied durchspielt, dann verliert er sein Grauen. Jeder neue Tag, den Jan lebt, beweist, dass die Zeit vielleicht stehen geblieben ist, beweist die Ewigkeit im Hier und Jetzt.

Auf Leben und Tod

Niemand lebt ab der Geburt seines Kindes so intensiv mit dem Todesgedanken wie du, Mutter, Vater eines Menschen, der niemals selbstständig sein wird. Du liebst es und wünschst dir, dass dein Kind lebt. Du sorgst für Diäten, Therapien und Medikamente. Du singst und hältst seine Hand. Du reibst es ein und gehst zu Wunderheilern. Du stellst Blumen ins Zimmer und beziehst das Bett mit Allergikerbettwäsche. Du betest und flehst um ein Wunder. Du steigst hinab in die düstere Welt der Diagnosen und medizinischen Vorhersagen. Wie die sumerische Göttin Inanna. Eigentlich machst du dasselbe, was gesunde und selbstständige Menschen machen, nur intensiver, weil du es unaufhörlich und im vollen Bewusstsein von Krankheit und Tod tust. Dabei werden wir doch alle diese Welt verlassen. Für jeden, der auf die Welt gekommen ist, ist dies das Einzige, das wirklich sicher ist.

Man hat keine Wahl. Du aber, Mutter, Vater eines Kindes, das nicht in der Lage ist, ein selbstständiges Leben zu führen, du windest dich schrecklich, mehr oder weniger bewusst. Ich weiß das, weil ich du bin, weil ich Jans Mutter bin. Du willst so lange wie möglich leben, damit dein Kind in deiner Obhut ist. Und du hast große Angst davor, was mit ihm passiert, wenn du einmal nicht mehr da bist. Deshalb musst du dich hartnäckig dem Gedanken stellen, dass es vielleicht besser wäre, wenn dein Kind vor dir gehen würde. Gleichzeitig verbietest du dir diesen Gedanken und verdrängst ihn. Und du rollst weiter wie Sisyphos den Stein den Berg hinauf. Aber du weißt, und ich weiß es auch, denn ich bin du, Mutter, Vater eines Kindes, das niemals selbstständig sein wird, dass genau das das Leben ist, nicht nur meins und deins, sondern eines jeden Menschen. Jeder erlebt in seinem privaten, hoffnungslosen Kampf mit dem Schicksal Augenblicke, in denen er leichter atmet und sich sogar ein wenig glücklich fühlt. Doch der Tod, der melancholische Verwalter von Schmerz und Erlösung, ist immer dabei.

Die Politiker sind meist nur an Menschen interessiert, bei denen ihre Slogans ankommen und die bereit sind, ihr Kreuz auf dem Wahlschein neben ihrem Namen zu machen.

Dabei wird doch jeder von diesem melancholischen Verwalter von Schmerz und Erlösung begleitet. Und es kann passieren, dass die Kinder oder Enkel von Politikern auch nicht selbstständig werden. Was bleibt für sie dann von der Politik, wenn der Tod sie von der Liste der Lebenden streicht? Was hinterlässt du ihnen, Lakai des Systems, außer einem Grabmal in Form eines Herzens aus Stein?

Entscheidung

Während wir auf die Diagnose warteten und regelmäßig Kliniken aufsuchten, während unsere Hoffnungen auf ein medizinisches Wunder, auf ein Heilmittel oder eine Therapie schwanden, vergingen zehn Jahre, in denen Berlin nach und nach sein Antlitz veränderte. In den Neunzigerjahren und Anfang des neuen Jahrtausends entdeckte man den Ostteil der Stadt neu. In ehemaligen Fabrikhallen und verlassenen Häusern entstanden Clubs. Mein Leben konzentrierte sich ausschließlich auf Jans Krankheit und die Arbeit beim Radio. Zum Glück konnte ich bei der Arbeit vom häuslichen Alltag abschalten. An den Wochenenden hatte ich normalerweise mehr zu tun als unter der Woche, in den Ferien hatte ich eine Art Notdienst und schlief die Nächte fast nie durch. Die Zukunft erschien mir in schwarzen Farben. Manchmal las ich die Kurzmeldungen auf der letzten Seite der Zeitung. Eine Mutter, 65 Jahre alt, lebte mit ihrem behinderten Kind, 35 Jahre alt – sie hatte das Gas aufgedreht. Beide tot. Ich schnitt diese Meldungen aus und versteckte sie in einer Schreibtischschublade. Niemand wusste davon. Ich litt für Jan und für Alexander, der seinen Bruder verlor und nicht verstand, warum. Am schlimmsten war es im Winter, kurz vor Weihnachten. Ich wünschte mir, dass es wenigstens an den Feiertagen normal war, dass es schön war, dass wir in festlicher Sorglosigkeit zusammen sein konnten. Wahrscheinlich war ich dem Zauber der Fernsehwerbung erlegen und erwartete das Unmögliche. Es kam vor, dass Jan stundenlang weinte, weil er die feierliche Spannung nicht ertragen konnte, es kam vor, dass mich meine Nerven im Stich ließen und ich stundenlang unter Migräne litt. Trotzdem war der Tisch immer schön gedeckt, der Weihnachtsbaum geschmückt. Doch wie soll man familiäre Harmonie empfinden, wenn am Tisch, an dem Platz mit dem leeren Teller, der für einen unerwarteten Gast hingestellt wird, eine unbekannte, hinterlistige Krankheit sitzt?

Vom Radiosender bekam ich das Angebot, für neue Sendungen zu arbeiten, aber ich hatte nicht die Kraft, diese Chance zu nutzen. Und als mir in der Redaktion von einem Kollegen angeboten wurde, meinen Arbeitsbereich auszuweiten, was lange Dienste in der Redaktion jede zweite Woche bedeutet hätte, stieß das bei meinem Mann auf deutlichen Protest. Er wollte es nicht mittragen, wenn ich erst abends nach Hause kommen würde. Später erklärte ich mir das so, dass ich nicht hätte in Konkurrenz treten können zu kinderlosen Kolleginnen, die über unbegrenzte Ressourcen an Zeit und Energie verfügten. Für eine Mutter mit einem Kind, das besondere Aufmerksamkeit braucht, gibt es nicht einmal unter Frauen Nachsicht, unter Freelancerinnen in den Medien herrscht das Gesetz des Dschungels.

Jahre ohne Licht, langes Herabsinken in die Dunkelheit. Traurige, sehr traurige Augen auf Fotografien. Die Hilflosigkeit meines Sohnes und meine Ohnmacht. Das war die Zeit, als Jan nach und nach alte Freunde verlor, denn auch in diesem Alter kann man alte Freunde haben, die Kindheit hat eine andere Zeitmessung. Jan wurde immer einsamer, er floh in Geschichten, in die irreale Welt von Trickfilmen. Mein Mann arbeitete gern und viel, er war geistig abwesend.

Damals begannen die Sisyphos-Arbeiten, die ewigen Wiederholungen, das Trainieren der immer wieder gleichen Tätigkeiten, um den Status quo zu erhalten. Jan sollte so lange wie möglich allein essen, allein auf die Toilette gehen, die Treppe hochsteigen und sprechen können. Ich rollte den Stein den Berg hinauf und schaute zu, wie er wieder herabrollte. Am nächsten Tag das Gleiche: Stein hochrollen, Stein rollt runter. Wir funktionierten wie in einem Laufrad, wir führten unsere Pflichten korrekt aus, manchmal luden wir sogar Gäste ein, ich setzte Jan vor den Fernseher und bereitete das Abendessen zu. Am Tisch führten wir Gespräche über Bücher, Filme und Kunst. Wir sprachen nicht über Probleme, wir wollten uns einen Moment lang von ihnen erholen.

Nach außen hin gelang es mir, die Fassung zu bewahren. »Du hast keinen Pieps gesagt«, warf mir Jahre später eine Freundin vor. Es steht mir nicht zu zu bewerten, wie mein Mann damals zurechtgekommen ist, er war da zurückhaltend, sagte aber manchmal, dass Männer keine Schwächen mögen, dass sie in der Lage sind, jemanden totzubeißen, wenn sie Schwäche spüren. Wenn er das Haus verließ, legte er eine Rüstung an. Er verließ uns wie ein Ritter, der seine Burg vor feindlichen Angriffen schützt. Unsere Bastion, umschlossen von einer Mauer elterlicher Fürsorge, war nicht zu erobern.

Trotzdem spürte ich oft eine innere Leere, und in dieser Leere baute der Dämon der Hoffnungslosigkeit sein Nest. Ich vergaß, was Freude ist, ich verlor meine Heiterkeit. Mit jedem Tag wurde ich schwächer, und mein schwarzes Herz schlug lautlos wie eine stumme Glocke. Das, was ich zu bewältigen hatte, schien über meine Kräfte zu gehen. Der Sinn des Lebens bestand für mich in der Entdeckung eines Heilmittels für Jan, in seiner Genesung, sprich in etwas, das vollkommen unabhängig von mir war. Ich wusch bergeweise Wäsche, räumte Jans Spielzeug auf, kochte, ging einkaufen und brachte Alexander zum Musikunterricht. Die Logistik des gesamten Haushaltes lag in meiner Verantwortung. Es galt, amtliche Anträge auszufüllen, Arztbesuche zu machen und mit Lehrern und Therapeuten zu kommunizieren. Ich lernte, mehrere Dinge gleichzeitig zu tun, um keine Zeit zu verlieren: Ich telefonierte beim Bügeln, beim Kochen hörte ich Nachrichten, niemals ging ich mit leeren Händen durch die Wohnung. Heute ist diese Zeit der anstrengenden Arbeit in den Nebel des Vergessens gehüllt, es fällt mir schwer, mich durch ihn hindurchzukämpfen. Freundinnen, die mich aus dieser Zeit kennen, wie ich von sechs Uhr morgens bis Mitternacht nach Plan funktionierte, erinnern mich manchmal daran.

Eines Tages, als ich mich wieder einmal in einem dunklen Tunnel sah und mir ein Nervenzusammenbruch drohte, als ich mich auf dem Weg ins Nirgendwo befand, erlebte ich den mystischen Moment der Entscheidung. Plötzlich, ich weiß nicht, woher, gab es in meinem Kopf einen Funken, einen Gedanken, dass es auch einen anderen Weg gibt, völlig unabhängig von den Umständen, in denen ich lebe. Die Erkenntnis, dass immer irgendetwas nicht stimmt, dass Misserfolg, Schmerz und die üblichen Fallstricke der Wirklichkeit uns überall treffen können. Auf die meisten Dinge haben wir ohnehin keinen Einfluss. Selbst wenn alles gut läuft, gibt es immer einen Teil unseres Lebens, mit dem wir nicht ganz zufrieden sind. Den Impuls kann etwas Erhabenes oder etwas Banales geben, es genügt, mit Menschen über ihre Probleme zu sprechen, um sich von den schier endlosen Gründen für potenzielle Frustrationen zu überzeugen. Nervende Nachbarn, der Ehemann, die Ehefrau, die Eltern, die Kinder. Schulden und Pleiten, Unangenehmes auf der Arbeit und auf der Straße, kaputte Alltagsgegenstände und kranke Katzen. Tod, Krankheit, Umweltkatastrophen, Krieg. Jans Behinderung ist mein privater Krieg und meine Katastrophe in einem. Mein persönlicher Weltuntergang. Dieser einfache, erlösende Funke in meinem Kopf erleuchtete meinen Verstand und zeigte mir eine einfache Wahrheit: Es genügt, die Richtung zu wählen, sich bewusst für einen Weg zu entscheiden. Entweder für den dunklen ins Nichts, ins Chaos und in die Entropie führenden Weg oder für den Weg der Stärke und der Freude, die unabhängig ist von allem, was einem die Hoffnung und die

Kraft nehmen will. Schließlich war ich ohnehin schon viele Male innerlich gestorben, hatte meine eigene Apokalypse mehrmals überlebt, also war ich frei, ich konnte einfach beschließen, glücklich zu sein.

Das Bewusstsein davon, dass ich selbst die Wahl habe, schlug bei mir ein wie ein Blitz aus heiterem Himmel. Es genügte ein Augenblick, damit mein schwarzes, trauriges Herz sich wieder in ein Organ verwandelte, in dem das Leben pulsierte. Innerhalb weniger Stunden, in denen ich mich verwundert in die mir wer weiß woher gekommene Idee von der Entscheidung versenkte, gewann ich meine einstige Energie und Kraft zurück. Viele Jahre später las ich in einem klugen Buch einen Satz, der das Geheimnis japanischer Kämpfer beschrieb: »Verhalte dich wie ein Samurai, als wärest du schon tot.« Ich hatte nicht gewusst, dass einem Samurai die Kraft aus dem geistigen Durchleben des eigenen Todes erwächst. Ich war unbewusst ein Samurai geworden. Das war eine weitere Lektion von Jan, die mein Leben für immer veränderte und mir die Kraft gab, die kommenden Herausforderungen zu bewältigen.

Menschen, die von meinem Weg mit Jan erfahren, fragen sich, woher ich meine Heiterkeit und Sorglosigkeit nehme. Seit diesem Moment verstehe ich das Glück als eine bewusste Entscheidung. Es lohnt sich nicht, auf Geschenke des Schicksals zu warten, man darf keine Bedingungen stellen, nicht die Götter um Gnade anflehen, die so erbarmungslos sind wie ein Kinobesucher, der seine Freude gleichermaßen an Dramen wie auch Komödien hat. Jedes Geschenk von außen, selbst das größte, verwandelt sich einen Augenblick später in Normalität. Aber nichts haut uns mehr um, wenn wir von innen unangreifbar werden. Ob es schwierig ist, diesen Zustand zu erreichen? Haben wir denn eine andere Wahl? Ich hatte keine andere Wahl. Und deshalb ist es mir gelungen. Nur deshalb.

Was wäre, wenn ...

Wenn ich Dokumentarfilme oder Reportagen sehe, gehen mir schlimme Vergleiche durch den Kopf. Ich stelle mir unsere Familie mit Jan in einem Warschauer Getto während des Zweiten Weltkriegs vor. Woher hätten wir für ihn Windeln bekommen, wie hätte man auf seinen plötzlichen Aufschrei oder sein Lachen reagiert? Was wurde überhaupt mit behinderten Kindern in solchen Situationen gemacht?

Wenn ich Berichte über Katastrophen sehe, die mit dem Klimawandel in Afrika und Indonesien zu tun haben, wird meine Vorstellungskraft aktiv. Was würde ich mit Jan während einer Flutkatastrophe machen, wie würde ich ihn aus tiefem Wasser retten? Wahrscheinlich gar nicht. Was macht man mit Menschen, denen man nicht erklären kann, dass sie vor einem Erdbeben oder einem Feuer fliehen müssen? Überlässt man sie ihrem Schicksal? Oder bleibt man bei ihnen und stirbt in den Flammen oder lässt sein Leben in der Flut?

Ich stelle mir afrikanische Flüchtlingslager vor. Einmal hatte ich die Gelegenheit, den Menschenrechtsaktivisten und Reporter Ben Rawlence zu befragen, der viele Male in einem der größten Flüchtlingslager, in Dadaab, gewesen war. Ich fragte ihn, ob dort Kinder geboren werden, die einen Rollator, einen Rollstuhl, Medikamente und Spezialtherapien brauchten. »Selbstverständlich«, antwortete er, »auch dort gibt es viele Menschen mit Behinderungen, wie überall.« Ich stelle mir mich in der Sonnenglut der Wüste vor, in einem Zelt auf Sand, umgeben von Stacheldraht. Ohne Wasser, ohne ein Badezimmer, ohne Wegwerfwindeln. Und dann bin ich einfach nur dankbar dafür, dass ich hier lebe, wo ich lebe, in dieser Zeit und in keiner anderen. Denn schlimmer geht immer.

Jans Test

Wenn Jan lacht, lachen alle ringsherum. Als er nach und nach seine Sprache verlor, hatte er eine Phase, in der er die Silben »ba-ba-ba« wiederholte. Und er platzte vor Lachen, wenn man diese Silben mit ihm zusammen sprach. Einmal waren wir in einem Imbiss, wir aßen Hamburger auf einer Terrasse, auf der noch andere Familien saßen. Jan sagte immer wieder »ba-ba-ba-ba-ba« und lachte, und wir lachten mit ihm zusammen. Kurz darauf begann der Tisch neben uns zu lachen, danach der nächste und so weiter, bis das ganze Lokal angesteckt von Jans Lachanfall gluckste. Wir konnten weder trinken noch essen, so sehr lachten wir alle, provoziert von Jan. Es kommt vor, dass Jan über das Lachen kommuniziert. Er schaut einem tief in die Augen, nimmt einen an die Hand und lacht so, dass man ihm auf die gleiche Weise antworten muss.

Wenn ihm jemand bei einer Tätigkeit assistiert, zum Beispiel beim Trinken, ihm also eine Flüssigkeit reicht, Jan aber gerade keine Lust darauf hat und das Wasser oder den Saft ausspuckt, lacht er so sehr, dass man ihm das nicht übelnehmen kann. Wie auch, wenn Jan nicht mehr sprechen und lediglich über sein Verhalten und seine Mimik mitteilen kann, dass ihm etwas nicht passt. Und wenn ihm jemand »beistehen« will, ohne seine Signale zu berücksichtigen, ist seine Unzufriedenheit deutlich. Er schreit dann und beißt in die Hand, damit zeigt er seine Grenze und seinen Unwillen gegen die an ihm verrichtete Tätigkeit. Das muss man aushalten können. Und man muss es verstehen, Jan zum Lachen zu bringen, denn sein Lachen kann unmittelbar auf einen Wutausbruch folgen.

Jemandem zu assistieren, der nicht sprechen kann und anders reagiert als ein Mensch mit gesunden Sinnen, ist eine besondere Herausforderung. Man kann Jan die Gebärdensprache nicht mehr beibringen, er ist nicht mehr in der Lage, sie sich zu merken. Wenn er mit Lachen reagiert, bedeutet das »ja«. Seine Missbilligung zeigt er mit seinem ganzen Körper oder indem er schreit. Das tut er hauptsächlich bei Tätigkeiten, die notwendig sind, wie zum Beispiel duschen. Singen hilft. Oder sich Ohrstöpsel reinstecken und sich nicht darum kümmern, denn es ist ja klar, dass Jan gewaschen werden muss. Zu Hause haben wir oft die Fenster geschlossen und uns trotzdem gewundert, dass die Nachbarn nicht die Polizei gerufen haben, in der Annahme, wir misshandelten jemanden. Jan unter der Dusche – das ist eine Herausforderung. Jan, wenn er über »ba-ba-ba« lacht – ist eine Belohnung für all die Mühe.

Bei Jan zeigen sich überdeutlich die Paradoxien eines Menschen, der innerlich schwankt zwischen Mut und Angst. Mehrmals täglich bringt Jan den Kern einer Sache zum Ausdruck. Wer diese extremen Gefühlslagen persönlich nimmt, besteht seinen Test nicht. Wer unabhängig von Jans impulsivem Verhalten im Gleichgewicht bleibt, wer ihm standhält und ihn tröstet, wird niemals der Hund sein, der hilflos im Käfig vor der offenen Tür liegen bleibt. Er hat Jans Test bestanden. Jan ist wie ein Lackmuspapier, er prüft die Souveränität und das innere Gleichgewicht der Menschen um sich herum. Solange Jan bei uns wohnte, kamen nachmittags immer Einzelfallhelfer, jahrelang war das der treue und kompetente Herr Burkhardt, der Jan in- und auswendig kannte. Es gab aber eine Zeit, da wollte Jan ihn nicht in sein Zimmer lassen und schrie schon bei seinem Anblick. Später stellte sich heraus, dass Herr Burkhardt in dieser Phase Probleme mit seiner Partnerin hatte. Ich wusste nicht genau, was ihn belastete. Tatsache war, dass Herr Burkhardt zerrissen war, ängstlich und offensichtlich innerlich instabil. Jan reagierte sofort, indem er seinen Betreuer zurückwies.

Es kam auch vor, dass er manche unserer Freunde nicht in sein Zimmer ließ. Nach einer Weile stellte sich heraus, dass dies immer Personen betraf, die nicht mit sich im Reinen waren. Er scannte ihren Charakter und Seelenzustand von Weitem und reagierte kompromisslos. In solchen Situationen ist Jan nicht käuflich, nicht einmal eine Schokolade kann ihn besänftigen. Er isst sie gern, aber er gibt nicht nach. Er spürt ein offenes Herz und den authentischen Wunsch nach Kontakt. Falschheit und Ängstlichkeit lehnt er ab. Wer in einem dysfunktionalen Körper lebt, ist trotz seiner Behinderung außergewöhnlich scharfsinnig. Zusätzliche Antennen ermöglichen es ihm, Gefahren zu erkennen, ein sechster Sinn warnt ihn vor schlechten Einflüssen. Jans Lachen und seine Heiterkeit sind Ausdruck seines Lebenswillens. Ich bin mir darüber im Klaren, dass nicht jeder Mensch mit Behinderung so viel Freude in sich trägt wie Jan. Sein Frohsinn und seine positive Energie geben uns oft Kraft, insbesondere jetzt, wo er inzwischen körperlich und geistig stark beeinträchtigt ist.

Aber es gibt auch ganz anderes. Ich kenne eine junge Frau, die an Muskelschwund leidet. Sie ist zwanzig Jahre alt und sitzt im Rollstuhl, sie muss immer ein Sauerstoffgerät bei sich haben, und trotzdem hat sie angefangen zu studieren. Kürzlich wäre sie beinahe gestorben, weil Blut in ihre Lunge gelangt war. Sie musste sich einer schweren Operation unterziehen. Die Ärzte taten, was sie konnten, und retteten die junge Frau. Danach gestand sie einer Freundin, sie habe keine Kraft mehr und hätte sich eigentlich schon vom Leben verabschiedet.»Ich habe mich nur für Mama operieren lassen«, sagte sie. Nur für Mama.

Ein andere Bekannte mit vielen Behinderungen klagte einmal darüber, dass ihre Mutter, als sie starb, nicht sie, sondern den

Hund mitgenommen habe, der vor Trauer kurz nach der Mutter gestorben war. »Warum hat sie unseren Hund mitgenommen und nicht mich?«, fragte sie, und schaute mich mit Tränen in den Augen an. Ich bot ihr einen Tee an. Denn was soll man in einem solchen Fall anderes tun?

Empathie

Schwäche und Stärke, Gesundheit und Krankheit, Unversehrtheit und Behinderung. Gegensätze, die uns im Leben Rollen, Pflichten und Privilegien zuteilen. Jemand, der sich um eine Person kümmert, die schwächer ist als er selbst, hat das egozentrische Vergnügen, der Stärkere zu sein. Das Bedürfnis zu helfen kann aus uneigennütziger Liebe kommen, oft aber entsteht es aus der Schwäche des Helfenden und hat mit seiner Angst um die eigene Unversehrtheit zu tun. Leitet uns manchmal nicht die Angst, selbst krank zu werden und auf die Pflege anderer angewiesen zu sein?

Es ist so leicht, sich angesichts eines Hilfsbedürftigen stark zu fühlen, es ist so leicht, sich reich zu fühlen, wenn man einen Mittellosen beschenkt, es ist so leicht, sich klug zu fühlen, indem man die Unwissenheit anderer stigmatisiert.

Doch es gibt keine Kraft ohne die Schwäche des anderen, ohne den, der Fürsorge braucht, ohne partielle Schwäche, denn nur jemand ganz Großes ist in der Lage, in einem gebrechlichen Körper zu leben. Sind Schwäche und Stärke nicht zwei Seiten derselben Medaille? Kannst du dich genauso um einen Menschen kümmern, der zufrieden und stark ist? Kannst du mitfühlen angesichts von Kraft, von Freude, von Schönheit und Gesundheit? Schließlich weiß jeder, selbst der stärkste Mensch, dass Kraft und Schwäche immer gemeinsam auftreten. Echte Empathie umfasst alle Seiten des Lebens, nicht nur Dramen und Krankheit.

Auch du, Mutter, Vater eines Kindes, das nie selbstständig sein wird, kennst dieses Dilemma, denn deine Lebensenergie fließt einmal in vollem Strahl, dann wieder rinnt sie so schwach, dass unklar bleibt, wer mehr Fürsorge braucht – du oder dein Kind? Du bist stark, wenn du in dem Menschen, dem du Hilfe leistest, Kraft wahrnimmst. Dann fühlst du wirklich mit, dann hilfst du mit aufrichtiger Hingabe und uneigennützig, nur dann.

Schwalben

Wenn ich den Blick von meinem Laptop hebe, sehe ich, wie Schwalben am Himmel ihre Kreise ziehen. Sie sind auf der Suche nach Insekten für ihre Jungen, die in den Nestern unter der Dachrinne auf Nahrung warten. Es gibt immer weniger Insekten; die künstlichen Düngemittel auf den Feldern haben ein Massensterben von Nachtfaltern, Fliegen und Mücken zur Folge. Nach einer Autofahrt braucht man die Windschutzscheibe nicht mehr von Dutzenden kleinen Fliegen zu reinigen. Trotzdem bauen die tapferen Schwalben Jahr für Jahr im Frühjahr ihre Nester, legen Eier und stopfen die ewig hungrigen Schnäbel ihrer Jungen. Zur Sommermitte hin beginnen die Kleinen, am Fluss und auf den Wiesen ungestüm herumzutollen. Ihr Flug ist anders als die fließenden Bewegungen ihrer Eltern. Sie spielen verrückt, ziehen kubistische Muster am Himmel, noch ohne die für die alten Schwalben so charakteristische Eleganz. Diese sind jetzt entbunden von ihrer Pflicht, und ihre Jungen müssen allein zurechtkommen. Einige Wochen später verschwinden die Schwalbeneltern, sie machen sich auf den Weg nach Süden und lassen ihre Kinder zurück. Als ich die Jungen gute zehn Tage später über dem Fluss beobachte, sehe ich deutliche Fortschritte. Mit fließenden Bewegungen gleiten sie nun fast so schön wie ihre Eltern über das Wasser. Abends versammeln sie sich auf den Feldern, wo ich Dutzende schwarze

Kügelchen mit einem weißen Punkt dabei beobachten kann, wie sie die Formationen für den Abflug trainieren. Sie sind allein und fürchten sich nicht vor dem weiten Weg, den sie zum ersten Mal in ihrem Leben zurücklegen werden. Nicht alle werden ankommen, nicht alle werden im nächsten Jahr zurückkehren, um unter den Dachrinnen an Häusern und Scheunen Nester zu bauen. In der Vogelwelt gibt es keine Unterstützung für Schwache und Lahme. Entweder sie kommen zurecht oder nicht. Ihre Eltern sind längst über alle Berge und machen sich keine Gedanken um das weitere Schicksal ihrer Nachkommen.

Eltern eines Kindes, das besondere Fürsorge braucht, fliegen niemals fort, selbst wenn sie es noch so gern täten.

Michaela gibt die Hand

Im Laufe der Jahre, als Jan immer größer und immer ungeschickter wurde, veränderten sich auch unsere sozialen Kontakte. Familien mit Kindern im gleichen Alter hörten auf, sich mit uns zu treffen, auch gemeinsame Urlaube waren nicht mehr möglich. Wir luden Freunde abends zu uns ein, wenn Jan bereits im Bett lag. Ich erinnere mich an meine nervösen Bemühungen, das Abendessen vorzubereiten, Jan schlafen zu legen, den Tisch zu decken und mich umzuziehen. Man konnte von Freunden und entfernten Verwandten wohl kaum erwarten, dass sie Geduld für Jans unkoordinierte Bewegungen aufbrachten, dass sie dabei zuschauen wollten, wie er gefüttert wurde, oder seine seltsamen Laute hören wollten. Es kam vor, dass Jan die Anwesenheit von vielen Menschen in einem Raum nicht ertrug und protestierte. Man konnte nie vorhersehen, ob er sich über Gesellschaft freuen oder ob er unleidlich sein würde.

Manchmal konnten wir ihn zu Freunden mitnehmen, wenn man sich zum Beispiel im Garten traf. In den Wohnungen war meist kein Platz für einen Rollstuhl, außerdem bestand an der frischen Luft eher die Chance, dass sich alle wohlfühlen würden. Trotzdem mussten wir immer auf Überraschungen gefasst sein. Einmal waren wir bei einem vornehmen, aber auch sehr humorvollen und toleranten älteren Ehepaar. Sie hatten uns zum Kaffeetrinken in den Garten eingeladen, wie noch viele weitere Bekannte, was für uns eine Überraschung war. Wir fürchteten Jans Launen, einer von uns musste immer auf Gespräche verzichten, um Jan beim Essen zu assistieren.

Der Garten der Freunde ist groß und schön, mit blühenden Rosensträuchern und Hortensien. Unsere Freunde kannten Jan, andere sahen ihn zum ersten Mal. Jan fühlte sich wohl, besonders begeistert war er von dem großen Hund der Gastgeber, der ihm immer wieder über Gesicht und Hände leckte. Plötzlich fiel mir auf, dass der Hund unter dem Gartenstuhl aus geflochtenem Schilf, auf dem Jan saß, etwas aufleckte. Meine ungute Ahnung bestätigte sich: Jan hatte sich vor Freude eingepinkelt, und der Hund hatte sich bereitwillig darangemacht, die Spuren zu verwischen.

In dieser Zeit versuchten wir, tagsüber ohne Windeln auszukommen, Jan konnte damals noch zur Toilette gehen. Leider war nun die Hose nass und Jan musste diskret im Bad umgezogen werden. Ich wollte den Gästen unbedingt den Anblick der durchnässten Hose ersparen, aber Jan machte sich in seiner Begeisterung für das Tier natürlich nichts daraus. Das war eine der Situationen, in denen man die Stimmung nicht mit Gesprächen über Körperflüssigkeiten verderben wollte. Ich half Jan hoch, damals konnte er sich mit meiner Hilfe noch halbwegs bewegen, dann band ich ihm einen Pullover um die Hüften, damit der nasse Fleck verdeckt war, und brachte ihn ins Badezimmer. Wir hatten sicherheitshalber Ersatzkleidung dabei. Als wir zurückkamen, hatte die Gastgeberin diskret den Stuhl ausgewechselt. Sie hat diesen Vorfall nie kommentiert, wofür wir sehr dankbar waren.

Ein anderes Mal wurden wir mit Jan zu einer Gartenparty bei Freunden eingeladen, deren Kinder wir von Geburt an kannten. Jan war damals zwölf. Die jüngste Tochter der Freunde, die sechsjährige Michaela, erinnerte sich nicht an Jan als gesundes Kind. Jan war ihr etwas unheimlich, sie fand ihn seltsam und vermied es eher, mit ihm in Kontakt zu kommen. An diesem Nachmittag rannte sie sehr dicht an Jan vorbei, der damals in einer Phase war, in der er Angst vor kleinen Kindern hatte. Ihre Lebendigkeit und ihre plötzliche Nähe jagten ihm einen Schrecken ein, er fürchtete, ihretwegen das Gleichgewicht zu verlieren, deshalb wurde er nervös, wenn sie sich ihm näherten. Leider gelang es ihm, trotz meiner Wachsamkeit, der kleinen Michaela auf den Kopf zu klatschen. Sie erschreckte sich und begann zu weinen. Ich nahm das Mädchen beiseite und erklärte ihm, warum Jan so reagierte, sagte, dass er Angst habe umzufallen, und ich bat sie, seine Reaktion nicht persönlich zu nehmen. Eine Weile später ging Michaela zu Jan und sagte:»Ich bin nicht mehr böse auf dich«, streckte ihm die Hand entgegen und schaute ihm dabei in die Augen. Jans Verwunderung war riesig. Er nahm ihre Hand und drückte sie, sichtlich gerührt. Bis dahin war ihm so etwas noch nie passiert, kein Kind, das zufällig von Jan unsanft berührt worden war, hatte ihm das je verziehen.

Zu Hause sagte Jan mindestens eine Woche lang immer wieder:»Michaela hat mir die Hand gegeben«, und wir mussten immer wieder erzählen, wie Jan ihr eine geklatscht und Michaela ihm verziehen hatte.»Michaela hat mir die Hand gegeben«, sagte er immer wieder, er war zutiefst bewegt, berührt von dieser Geste des Mädchens, der großen Geste eines kleinen Kindes.

Sommer

Die Wochen, in denen ich von Jans Weg erzähle, sind der heißeste Sommer des Jahrhunderts. Wochen ohne Regen, braune, ausgetrocknete Wiesen und geerntet wird fast einen Monat früher. Der Mais auf den Feldern ist halb so hoch wie sonst, das Wasser in den Flüssen steht fast bewegungslos, die Seen sind voller Wasserpflanzen. Im Norden Europas herrschen Temperaturen, die an das Mittelmeerklima erinnern, im Süden machen Regengüsse aus Straßen reißende Bäche. In Schweden brennen Wälder, die polnische Feuerwehr fährt über die Ostsee, um beim Löschen zu helfen. Klimakatastrophe – angeblich wird es jetzt immer häufiger so sein.

Ich bade täglich in einem kühlen Fluss. Jan wohnt jetzt an derselben Havel, an der ich in dörflicher Idylle bei Berlin über ihn schreibe. Hätte ich ein Motorboot, könnte ich von meinem Dorf zu Jan fahren, auf der Insel Eiswerder mein Boot festmachen und mit ihm Eis essen gehen. Doch ich fahre mit dem Zug zu ihm. Manchmal bitte ich Emmanuel, einen Freund der Familie, dass er mit ihm spazieren geht, wenn ich nicht kann.

»Wenn wir durch die Stadt gehen, dann schaut uns ganz Berlin an«, schreibt er mir in einer SMS. Bestimmt denken manche Menschen dann an den Film *Ziemlich beste Freunde*, mit dem schwarzen Pfleger und dem gelähmten weißen Protagonisten. Emmanuel stammt aus Ghana. Kindern, die ihm und Jan Fragen stellen, sagt er, sie seien Brüder. Überrascht stehen sie dann mit offenen Mündern da und Emmanuel lacht sich kaputt. Er ist knapp fünf Jahre älter als Jan. Ein Jahr lang hat er bei Jan in der Wohngemeinschaft als Assistent im Auftrag einer NGO gearbeitet, jetzt studiert er und hat große Pläne. Er will in Ghana die Umwelt retten, wo Chinesen in den letzten Jahren illegal Gold gewonnen und dabei die Flüsse vergiftet haben. Eis essen mit Emmanuel ist für Jan ein besonderes Erlebnis. An einem Sonntag schrieb mir Emmanuel, dass es mit Jan seit einiger Zeit besser und leichter ist. Auf Fotos, die er mir schickt, sehe ich Jans entspanntes Gesicht. »Die Menschen mögen ihn so, wie er ist, sie nehmen ihn ohne Vorurteile an«, schrieb er mir gerade von einem gemeinsamen Besuch im Zoologischen Garten. Doch die Glut dieses Sommers ist ungünstig für ausgedehnte Ausflüge im Rollstuhl. Nicht einmal Emmanuel, der an afrikanische Temperaturen gewöhnt ist, fühlt sich in der Berliner Hitze wohl.

Ein andermal

Jans Dilemma mit Entscheidungen begann, als er etwa fünf Jahre alt war, zu der Zeit, als die Probleme anfingen, hervorgerufen durch die fehlenden Enzyme. Es ist gut, wenn Kinder früh lernen, selbstständig Entscheidungen zu treffen. So dachte ich, und ich brachte Jan bei, wie man beim Einkaufen entscheidet, wofür man sein kleines Taschengeld ausgibt. Wir standen oft am Kiosk, und Jan überlegte, ob er Kaugummi oder Pokémon-Karten wollte. Was auch immer er tat, er bereute später seine Entscheidung. Und weinte. Er konnte eine Stunde lang weinen. Er verstand nicht, dass der Kaugummi, den er längst durchgekaut und ausgespuckt hatte, dem Verkäufer nicht zurückgegeben und gegen einen anderen Gegenstand ausgetauscht werden konnte. Damals dachte ich mir eine Trostformel aus, das magische »Ein andermal«. Wenn nicht jetzt, dann eben ein andermal, sagte ich zu Jan, bis er selbst begann, diese Formel zu benutzen, während er sich schweren Herzens für die eine oder andere Sorte Eis entschied. »Ein andermal«, sagte er und seufzte tief, weil er am liebsten alles auf einmal haben wollte. Das Leben zeigte, dass sich für Spielzeug, Süßigkeiten, Aktivitäten und Bedürfnisse dieses andere Mal fand. Doch Jans fortschreitende Behinderung, die enormen und folgenschweren Veränderungen in seinem Gehirn, die ihn zum Invaliden machten, verhinderten die vielen anderen Male, die für Jan schön und ersehnt gewesen wären. Deshalb hatte er in gewisser Hinsicht recht, als er es eilig damit hatte, so viel wie möglich zu erleben, so viel wie möglich auszuprobieren und zu erfahren. Ich hatte die Formel »Ein andermal« instinktiv benutzt, vor allem, weil es nicht um existenzielle Dinge ging, sondern nur um Kleinigkeiten. Ein Brötchen oder eine Hefeschnecke, Saft oder Wasser, Biene Maja oder der kleine Maulwurf?

In dem Moment, als wir die Diagnose bekamen, verstand ich, dass es für viele Erlebnisse kein anderes Mal geben würde. In einer Sekunde habe ich kapiert, dass man jetzt alles machen muss, was möglich ist, was Jan Freude bereitet und seine Fantasie stimuliert. Denn wie lange werden wir noch zusammen spazieren gehen können, wie lange verreisen, wie lange mit der U-Bahn fahren, Filme ansehen, uns kaputtlachen? Ein Großteil der Familie verstand nicht, dass es »ein andermal« nicht geben wird. Sie verschoben Urlaube, Besuche und Aktivitäten in eine unbestimmte Zukunft. Lediglich meine Mutter spürte, dass man alles machen musste, solange ihre und Jans Kraft reichte, und sie nahm die Jungs im Sommer mit aufs Land, sodass wir Eltern unsere Batterien aufladen konnten. Wie leicht uns in diesen Wochen selbst die stressigste berufliche Arbeit vorkam!

Ein andermal ist heute, nur heute. Das ist eine weitere Lektion von Jan. Wenn wir damit anfangen, uns dem Augenblick hinzugeben, und nicht mehr darüber nachdenken, was war, und nicht mehr davon träumen, was sein könnte, dann wird der Augenblick ewig. Gemeinsam den herabfallenden Blättern zuschauen, den Eichhörnchen, wie sie von Baum zu Baum springen. Ein Eis genießen, die Freude am Geschmackserlebnis. Sich über die Sonnenstrahlen auf der Haut freuen, über die Wärme auf dem Körper. Einfach zusammen sein, Gemeinschaft ohne Eile. Dann geschieht etwas Besonderes, die Zeit zieht sich wie ein Gummi bis in die Unendlichkeit, Uhren hören auf zu ticken, Vergangenheit und Zukunft lösen sich auf und verschwinden. Und dann sind wir zusammen, sind einfach da.

Anziehen

Ich weiß nicht mehr genau, wann wir es aufgaben, das Anziehen zu trainieren. Jan war damals vielleicht acht oder neun Jahre alt. Von da an sah bei uns jeder Morgen so aus: Nach dem Aufwachen Jan zuerst den Schlafanzug ausziehen. Das machte man im Bett, Jan musste dabei sitzen. Ich ziehe den Schlafanzug hoch, Jan hebt die Arme – diese überaus hilfreiche Bewegung hat er bis heute beibehalten. Das Oberteil lässt sich leicht ausziehen. Dann muss Jan aufstehen, damit man ihm die Hose ausziehen kann. Dafür ist seit einigen Jahren eine Stütze notwendig, zum Beispiel ein Rollator, an dem er sich festhält, damit er das Gleichgewicht halten kann. Wir holen den Rollator, Jan hält sich an dem Griff fest, zieht sich hoch und steht. Ich ziehe ihm die Hose und die nächtliche Vorkehrung wegen Inkontinenz aus.

Jan kann keine Hausschuhe tragen, weil die, die es zu kaufen gibt, für ihn ungeeignet sind, er verliert sie ständig. Wenn Jan im Bad war und gewaschen ist, kommt er zurück und setzt sich aufs Bett. Mit dem Anziehen beginnen wir von oben. Jan hebt die Arme, um beim Anziehen eines Shirts oder eines Pullovers zu helfen. Die Strümpfe – unbedingt im Sitzen, erst das rechte Bein, dann das linke. Dann die Windel für den Tag und die Unterhose, erst im Sitzen, dann im Stehen. Als Nächstes werden die Hosenbeine übergestreift, und im Stehen wird mithilfe des Rollators die

Hose hochgezogen. Jan steht manchmal zu früh auf, manchmal setzt er sich zu früh hin und ärgert sich, wenn wir versuchen, ihn zurückzuhalten. Bei der ganzen Anziehprozedur muss man Ruhe bewahren, Jan spürt nämlich die Nervosität der assistierenden Person, er nimmt alle Anzeichen von Unsicherheit wahr und reagiert mit Geschrei. Dadurch löst er eine Spirale der Verunsicherung aus, seiner eigenen und die der assistierenden Person. Wenn Jan schreit, versucht die Person, schnell mit ihrer Aufgabe fertig zu werden, sie wird immer nervöser, die Hände werden hektisch, der Atem flach, das Gesicht angespannt. Dann ist es besser, kurz zu unterbrechen, einen Moment wegzugehen und tief durchzuatmen. Schon einen Augenblick später lacht Jan, entspannt sich und hebt wieder die Arme oder den Fuß in der Erwartung weiterer Manöver. Und schließlich ist er angezogen, bereit loszugehen, bereit für seine Rolle, die der neue Tag für ihn vorgesehen hat. Es ist so wichtig, das Haus zu verlassen, mit Menschen in Kontakt zu kommen, eine tägliche Beschäftigung zu haben!

Verlässt dein Kind, Mutter, Vater eines Jungen oder Mädchens, das Hilfe beim Anziehen braucht, das Haus? Hat es einen Ort, zu dem es jeden Morgen fährt, und kannst du das Haus verlassen, um für ein paar Stunden dein eigenes Leben zu leben? Kannst du einkaufen, eine Schulung besuchen, zur Arbeit gehen? Hat dein Kind Freunde, eine Aufgabe, andere Eindrücke als die, die du ihm anbietest? Seid ihr ein sichtbarer Teil der Welt, seid ihr die Schauspieler auf der Bühne, die sich Leben nennt, oder steht ihr hinter den Kulissen, im Halbdunkel, wo euch das Licht der Scheinwerfer nicht erreicht?

Warum?

In dem Moment, da du – lange vor der Diagnose – akzeptierst, dass dein Kind anders ist und tatsächlich etwas nicht stimmt, taucht unabwendbar die Frage auf: Warum? Warum? Das ist die große Frage des Menschen, die seit Jahrtausenden die Evolution vorantreibt. Warum, frage ich, wenn ich Jan wasche, warum, hämmert es in meinem Kopf, als er aufhört zu sprechen, warum, schreie ich lautlos, wenn ich ihn in den Rollstuhl setze. Niemand hört mein Schreien und niemand kennt die Antwort. Warum funktioniert bei meinem Sohn der Stoffwechsel nicht so wie bei mir, wie bei seinem Vater, bei seinem Bruder, bei den Großmüttern und Großvätern und bei allen anderen Vorfahren? Warum hat sich Jan in seinen ersten Lebensjahren normal entwickelt und musste sich dann von allem verabschieden, was ein kleines Kind lernen kann?

Die Familie fragte »Warum?«, aber wir wussten jahrelang keine Antwort. Die Ärzte tappten im Dunkeln und stellten ständig neue Diagnosen. Die Frage ohne Antwort, das ewige Warum ist Gift für die Seele. Es gibt keinen schlimmeren Dämon als den, der einem ins Ohr flüstert: »Warum ich, warum er?« Die Frage wird umso drängender, je weniger man eine Antwort hat. Sie entwickelt und nährt sich aus den Zweifeln und der Sehnsucht nach der Offenbarung einer Wahrheit. Das Warum ist wie eine Krebszelle, langsam und mit brutaler Zielsicherheit vereinnahmt es die Gedanken, die Gefühle und die Seele, und wenn man es nicht schafft, sich zu beherrschen, dann vereinnahmt es auch den Körper. Ja, am Ende auch den Körper.

Warum er? Als gäbe es sie nicht, all die anderen Mütter und ihre Kinder, die niemals selbstständig sein werden, als gäbe es Sabine, Arun und die kleine Marie nicht. Wenn nicht er, wer dann? Wäre es denn besser, wenn es nicht dich getroffen hätte, sondern jemand anderen, Mutter eines Kindes, das nie selbstständig sein wird? Wenn jedoch in diesem geheimen genetischen Verfahren das Los auf mich fällt, würde das dich und dein Kind retten? Und würde dann nicht eine andere Frau mein Schicksal erleiden? Würde mich das retten? Würde das Jan retten, der dann einen ganz anderen Weg gegangen wäre?

Die Frage nach dem Warum hat mir jahrelang keine Ruhe gelassen. Ich schlief mit ihr ein und wachte mit ihr auf. Selbst wenn ich versuchte, sie zu verdrängen, kehrte sie immer wieder zu mir zurück. Mir blieb nichts anderes übrig, als mich auf diese Frage einzulassen, sie ohne Hoffnung auf eine Antwort zu vertiefen, mit ihr zu leben und mit ihr vertraut zu werden.

Jahre später kam ich an einen Punkt, an dem ich mich in meiner ganzen Hilflosigkeit diesem Warum ergab, ich ging ganz in es hinein und hörte letztlich auf, mich gegen diese Frage zu wehren, auf die es nun mal keine Antwort gibt – daraufhin fühlte ich mich endlich geborgen und sicher, wie von einem warmen Mantel umhüllt. Ich hatte das Warum so oft im Geiste wiederholt, nun war es verbraucht, es verblasste und verlor sein aggressives Grauen, um sich schließlich gänzlich aufzulösen. Was blieb, war Jans Weg einfach mitzugehen, zusammen mit ihm, Schritt für Schritt, achtsam und von Anfang bis Ende.

Titanic

Jan interessierte sich viele Jahre lang für den tragischen Untergang der Titanic. Vielleicht deshalb, weil ich Jan, als er klein war, einmal zu einer Ausstellung über den Film mitgenommen habe, vielleicht aus anderen Gründen, ich weiß es nicht. Zum ersten Termin in der neuen Schule nahm er sein Buch über die Titanic mit. Immer wieder zeichneten wir für ihn das Passagierschiff, und Jans Vater baute ein dreidimensionales Modell aus Karton. Er tat es, obwohl er Bastelarbeiten nicht besonders mochte, und verbrachte einige Sonntagnachmittage mit dem Aufkleben der vier Schornsteine auf den Rumpf des Dampfschiffs.

Im Wechsel lasen wir Bücher über Eisberge und den unvernünftigen Kapitän und Bücher über Pilze. Zum Glück gab es nach dem Filmerfolg genügend Publikationen über den Untergang der Titanic. Wir lasen über Kapitän Jan – er hieß in Wirklichkeit Edward John Smith – und das eiskalte Wasser, in dem die Passagiere keine Überlebenschance hatten, über das Orchester, das bis zum Schluss an Deck spielte. Es gab Tage, an denen ich dazu neigte, Jans Tragödie als Unfall eines Dampfschiffs zu interpretieren, die Krankheit als Eisberg, an dem sein Schicksal zerbrach, doch zum Glück heilte mich Jan selbst von diesen seltsamen Fantasien. Wenn er die Geschichte vom Untergang der Titanic hörte, konzentrierte er sich vor allem auf seinen Namensvetter, den Kapitän, der die höchstmögliche Geschwindigkeit erreichen wollte und damit das Leben der Passagiere gefährdete, einfach weil er seinem übergroßen Ehrgeiz erlegen war.

Die Titanic war eine der leichteren Lektionen von Jan: Eile nicht irgendwohin, denn obwohl du in Bewegung bist, kann etwas, das auf der Stelle steht, mehr Kraft haben als du, zum Beispiel ein unter der Wasseroberfläche befindlicher Eisberg. Das ist die so offensichtliche Moral der Geschichte, und obwohl ich mich mit dem Untergang der Titanic viele Male beschäftigt habe, hat das hastige Aktionen nicht verhindert, die von einem Eisberg an Zweifeln zunichtegemacht wurden, der unerwartet in den Gewässern des Alltags auftauchte.

Cello

Der Zeichentrickfilm *Lauras Stern* erzählt die Geschichte eines Mädchens, das einen Stern findet, der vom Himmel gefallen ist. Dem Stern ist bei seinem Sturz ein Zacken abgebrochen. Laura kümmert sich heimlich um den verletzten Stern, was nicht einfach ist, weil der Stern nachts leuchtet und Sternenstaub verstreut. Lauras Mama ist Cellistin an der Oper. Eines Abends vergisst sie vor dem Konzert ihren Bogen. Der Stern hilft Laura, ihr den Bogen vor dem Auftritt zu bringen, indem er das Mädchen auf eine Reise durch die Luft über der Stadt mitnimmt.

Jan verliebte sich in den Stern und das Cello. Nach der Vorführung standen wir lange vor dem Kino am Potsdamer Platz und konnten uns nicht von der Stelle bewegen, denn Jan weinte heftig wegen des Cellos, sein Herz schlug laut, und beunruhigte Passanten fragten uns, ob wir Hilfe bräuchten. Jan wiederholte immer wieder den Namen des Instruments, er war zutiefst berührt von einer Assoziation, die er mir aber nicht beschreiben konnte. Ich war nicht in der Lage, ihn zur U-Bahn zu bringen, weil er sich weigerte. Immer wieder sagte er: Cello, Stern und Bogen …

In solchen Situationen musste ich intensiv überlegen, wie ich Jans Gefühlswallungen besänftigen konnte. Nach einer Weile gelang es mir, ihn zum Springbrunnen zu führen, das Wasser wirkte lindernd, und nach zwei Stunden, die wir mit Tränenabwischen verbracht hatten, kamen wir endlich zu Hause an. Kurze Zeit später besuchte ich einen Feinkostladen, der von einem befreundeten Paar geführt wurde. Er war früher Musiker, sein Cello stand aber mittlerweile ungenutzt im Lagerraum des Ladens. Als ich ihnen von Jans Begeisterung für den Film und insbesondere für das Cello erzählte, liehen sie mir spontan das Instrument, das niemand von ihnen mehr spielte. Ich trug den riesigen Kasten nach Hause und zupfte Jan ab und an etwas auf dem Cello vor. Es stellte sich heraus, dass es einfacher zu spielen war als eine Geige und man auch ohne es wirklich zu beherrschen durchaus sanfte Töne hervorzaubern konnte.

Jan lauschte interessiert, aber er ließ sich nicht ganz davon überzeugen und bevorzugte das Instrument im Film, den wir damals schon auf DVD hatten. Wir zeichneten für ihn den verirrten Stern und das Cello, und die Filmmelodie wurde zu Jans Lieblingslied zum Einschlafen. Das Cello gab ich den Besitzern nach einem Jahr zurück. Ungern, denn ich muss gestehen, dass ich die vier Seiten, die charakteristische Form und den schönen Klang lieb gewonnen hatte.

Schildkröten

Freunde und Bekannte kennen die Schildkröte an meiner Halskette, die ich oft trage. Ich habe sie im Vorbeigehen in einer Fußgängerunterführung in Warschau gekauft, unbewusst beeinflusst von Jans Faszination für dieses Tier. Er betrachtete es immer aufmerksam in illustrierten Büchern. Aus dem Film *Wo ist Nemo?* mussten wir ihm viele Male die Szene mit den Meeresschildkröten vorspielen. Er nannte sie seine Freunde.

Immer wenn Jan in eine Phase kam, in der ein Thema für ihn besonders wichtig wurde, versuchte ich, seine Leidenschaft zu teilen. Wenn es um ein Tier ging, las ich über seine Bedeutung als Symbol in der Mythologie und in der Kulturgeschichte. Jedes Thema hatte eine Botschaft. Ich gehe nicht davon aus, dass Jan seine Faszinationen bewusst waren. Was ihn zu den Themen geführt hat, warum er sich ausgerechnet für sie interessierte, dafür habe ich keine Anhaltspunkte.

Als ich anfing, seinen Interessen nachzuspüren, wurde ich beschenkt mit einem neuen Blick auf die Welt und das Leben. Ich bin fest davon überzeugt, dass man Lehren dieser Art aus beliebigen Themen ziehen kann, in die man sich vertieft, von der Raupe bis zur Rose, vom Ingenieursstudium bis zum Suppenkochen. Die meisten Menschen entdecken ihre Leidenschaften selbst, ich habe mich oft von Jan auf Themen bringen lassen. Wenn ich seine

122

Obsession auch als meine betrachtete, näherte ich mich vielleicht ein wenig seinem uns verborgenen Innenleben an.

Jans Faszination für Schildkröten war so suggestiv, dass man ihr nicht widerstehen konnte. Alle Einzelfallhelfer zeichneten für ihn Schildkröten. Wir kauften Bücher über diese Geschöpfe, gingen ins Aquarium, um sie zu sehen, wir dachten sogar eine Zeit lang darüber nach, ob wir zu Hause eine kleine Schildkröte halten sollten. Doch hier ging es nicht um die Schildkröten oder um die Schildkrötengeschichte an sich, sondern um den Schildkrötenpanzer, den wir mit uns herumtragen. Um äußere Härte und innere Weichheit. Darum, den Kopf einzuziehen und wieder herauszustrecken. Sich zu verschließen und sich zu öffnen. Es ging um Verhärtung von Menschen, die die Bedürfnisse von Menschen mit Behinderungen nicht verstehen, um Abgrenzung und Rückzug.

Die Schildkröte ist eine große Metapher. Das Muster auf ihrem Panzer lesen viele als Baum des Lebens. Von Schildkrötenpanzern haben die Chinesen angeblich die Symbolik für das *I Ging. Das Buch der Wandlungen.*

Schau dir die Schildkröte an, schien Jan mir zu sagen, dann verstehst du mein und dein Schicksal. Doch ich konnte sehr lange die Zeichen auf dem Schildkrötenpanzer nicht lesen, und auch jetzt bin ich nicht sicher, ob das, was ich dort sehe, nicht nur ein Produkt meiner Fantasie über menschliches Leid und Glück ist.

Keine Hunde!

Bevor Jan in die Schule kam, machten wir Urlaub auf dem Land in Polen. Es war ein wunderschöner Sommer mit Spaziergängen durch Felder mit reifem Getreide, Baden im Waldsee und Reiten. Jan mochte Pferde und konnte sich damals noch im Sattel halten. In Berlin gingen wir später zum heilpädagogischen Reiten. Auch der kleine Alex kam gut zurecht auf dem Pferd an der Longe. Auf dem Reiterhof gab es gerade kleine Dackel. Die zauberhaften Welpen waren wenige Wochen alt. Nach dem Reiten streichelten die Jungs sie, begeistert von ihrer süßen Tollpatschigkeit. Kleine Dackel mit ihren langen Ohren und dem faltigen Schnäuzchen sind ausgesprochen niedlich. Zwei aus dem Wurf sollten zu dem Zeitpunkt, da die Welpen die Mutter verlassen können, abgeholt werden. Ein Welpe war noch nicht vergeben. Ganz verliebt in den Hund dachten wir darüber nach, ob es möglich wäre, den Kleinen mit nach Berlin zu nehmen. Jedes Mal, wenn wir zum Reiten fuhren, kam dieses Thema neu auf. Wir sprachen im Auto über den kleinen Dackel, die Kinder saßen hinten, Alex links, Jan rechts, plötzlich begann der vierjährige Alexander laut und entschlossen zu protestieren. Gerade wegen seiner Begeisterung für den Dackel hatten wir gedacht, dass der Hund für ihn ein guter Gefährte wäre.

»Wir können keinen Hund haben!«, rief er. »Ihr könnt ihn nicht mit nach Hause nehmen, weil dann keiner mehr Zeit für mich hat, keiner wird sich mehr mit mir beschäftigen! Keiner wird für mich auch nur einen Augenblick haben, wenn noch ein Hund im Haus ist, keiner! Ich will keinen Dackel, ich will auch keinen anderen Hund, niemals!«, rief Alexander, und plötzlich wurde uns klar, wie verlassen sich Alex fühlte, wie sehr er uns brauchte.

Geschwister eines Kindes mit spezieller Fürsorge – das ist ein komplexes Thema, vernachlässigt und totgeschwiegen. Immer an zweiter Stelle, weil dem kranken Kind Vorrang gelassen werden muss, anders geht es einfach nicht. Die Bedürfnisse eines kranken Menschen stehen an erster Stelle, wie auch immer man das dreht und wendet. Selbst wenn wir Eltern glauben, dass wir dem Geschwisterkind genügend Zeit widmen, ist sein subjektives Empfinden vielleicht anders. Die Krankheit gewinnt im Kampf um Aufmerksamkeit immer gegen die Gesundheit. Das ist ein ungleicher Kampf, ungerecht und folgenschwer.

Als Jans Krankheit schon fortgeschritten war, gingen wir sonntags gern spazieren. Wir hatten gute Laune und ehrgeizige Pläne, wollten zum Beispiel ein Straßenfest oder einen Flohmarkt besuchen. Es kam vor, dass Jan sich nicht der Situation angemessen verhielt. Nie konnten wir vorhersehen, ob der Ausflug gelingen würde oder ob wir unzufrieden und erschöpft zurückkehrten. Vielleicht störten ihn die vielen Menschen, vielleicht kam er mit der Reizüberflutung nicht zurecht. Schließlich konnte niemand einschätzen, was in seinem Kopf vor sich ging, wie er die Impulse verarbeitete und was zu Kurzschlüssen in seinem von der Krankheit angegriffenen Gehirn führte. Vielleicht sah er etwas anderes als wir und erlebte andere Gefühle. Vielleicht unterschied sich seine Wahrnehmung der Welt von unserer.

Manchmal mussten wir sofort zurück zum Auto, auf Eis, Einkäufe oder andere Attraktionen verzichten. Alexander ertrug das alles, ohne mit der Wimper zu zucken. Er akzeptierte einfach, dass es so sein musste. In seinem Zimmer tröstete er sich, indem er mit Lego spielte und Raumschiffe baute. Er sagte oft, dass er »nach

Hause will«. Er war zu Hause und wollte »nach Hause«. »Welches zu Hause?«, fragte ich ihn. »Du bist doch zu Hause. Oder soll dich dein Raumschiff wieder nach Hause bringen?« Seine Sehnsucht weckte Entsetzen in mir. Ich hatte das Gefühl, als Mutter von Alexander versagt zu haben, als Mutter eines Kindes, das selbstständig ist. Ich erstarrte vor Angst, dass ich ihm kein Zuhause bieten konnte, dass ich der Situation nicht gewachsen war, schließlich stand ich vor dem höchsten Tribunal – der Richter ist hier das eigene Kind, das sich zu Hause nicht wie zu Hause fühlt.

Ein Kind, das selbstständig ist und ein Geschwisterkind hat, das die Eltern mit seiner Krankheit absorbiert, benötigt ebenso viel Zuwendung wie seine Schwester oder sein Bruder, die immer und überall Assistenz brauchen. Es kann nie genug Liebe geben für die Geschwister von Kindern mit Behinderungen. Denn sie erleben ihr Drama still und in Einsamkeit.

Die Geschichte mit dem Dackel war eine Lektion von Alexander – eine von vielen, die er mir gab. Einige Jahre später wollte Alex Katzen haben. Heute hat er welche.

Die Bundesvereinigung Lebenshilfe, dank derer Jan in die Ferien fahren konnte, lud manchmal auch die Geschwister von Kindern mit Behinderungen zu Wochenendbegegnungen unter dem Motto »Ich bin auch noch da« ein.

Nach besagtem Urlaub und der Geschichte mit den Dackeln meldeten wir Alexander zweimal zu solch einem Wochenende an. Er war damals vielleicht sieben und beim zweiten Mal neun Jahre alt. Ich habe ihn kürzlich gefragt, ob er sich an diese Treffen erinnert, ob er daraus etwas mitgenommen hat für sich. »Eher nicht«, war seine Antwort. Ich wollte wissen, was im Zusammenhang mit Jans Krankheit seine Erinnerungen dominiert. Alexander sagte, er sei in die häusliche Situation natürlich hineingewachsen und habe sich in keiner Weise vernachlässigt gefühlt. Ich nehme an, dass auch er seine Kammer mit verdrängten Gefühlen hat, vor allem, weil er viele Erfahrungen gemacht hat, als er noch sehr klein war.

In den ersten Schuljahren sagte er oft, dass er später ein Haus haben muss, um für Jan sorgen zu können, wenn wir einmal nicht mehr da sind. Seit er ein junger Mann ist, kümmert er sich mit überraschender Leichtigkeit und großem Feingefühl um seinen älteren Bruder. Er kann ihn beruhigen, wenn es nötig ist, und ihn dazu motivieren, Situationen, die Bewegungskoordination erfordern, zu bewältigen. Er schaffte es kürzlich, Jan dazu zu bringen, einige Stufen zu steigen, was niemand anderem gelungen ist.

Alexander hat mir einmal in einem Gespräch gestanden:»Ich würde Jan gern öfter mit Freunden besuchen, nicht nur allein oder mit unserer Familie.«Doch nicht alle sind in der Lage, die Gesellschaft eines behinderten Menschen auszuhalten, manche von Alexanders Freunden haben Berührungsängste, obwohl sie Jan seit Jahren kennen. Es wunderte mich deshalb gar nicht, als Alexander sagte:»Eigentlich haben mich immer am meisten die Reaktionen der anderen gestört, nicht unsere Probleme. Ich nehme Jan so, wie er ist, selbst wenn er sich seltsam verhält.«

Die Reaktionen des Umfeldes setzen auch mir noch immer zu, obwohl ich immun gegen aufdringliche Blicke geworden bin. Und Kindern, die mit großen Fragezeichen in den Augen auf den Rollstuhl starren, erzähle ich einfach Jans Geschichte. Sie sind zufrieden, wenn sie sachliche Informationen bekommen.

Zähne

Es kann jedem passieren, ein Loch im Zahn zu haben. Am besten ist natürlich, wenn es erst gar nicht dazu kommt, man die Zähne ordentlich putzt, regelmäßig zum Zahnarzt geht und es allgemein mit Süßigkeiten nicht übertreibt. Jan hat es nicht geschafft zu lernen, sich selbst die Zähne zu putzen, weil er schon früh die Handmotorik verloren hat. Das richtige Halten der Zahnbürste war schon im Alter von fünf Jahren ein Problem. Wir trainierten täglich, aber es nützte nichts. Seine Zähne mussten geputzt werden, und man musste damit zurechtkommen, wenn er protestierte, den Kopf wegdrehte und den Mund schloss. Man zeigt die Zähne beim Lächeln, deshalb mussten wir, um an Jans Zähne heranzukommen, ihn zum Lächeln bringen. Ich begann eines Tages zu singen, wobei ich mir verschiedene lustige Reime und absurde kleine Gedichte zu Melodien von bekannten Kinderliedern ausdachte: »Da kommt ein Chinese, er isst ganz viel Käse und putzt seine Zähne mit Mayonnaise, dieser Chinese.« Es wirkte. Jan öffnete den Mund.

Löcher in den Zähnen bekam er trotzdem. Und bekommt sie immer noch. Ein normaler Zahnarztbesuch ist mit Jan nicht möglich. Er lässt es nicht zu, dass jemand etwas in seinem Mund macht, er dreht den Kopf weg, schreit, und wie immer in solchen Fällen versucht er, in die Hände zu beißen. Zum Glück gibt es Zahnärzte, die gern mit Menschen mit Behinderungen arbeiten, unter der

Bedingung der Vollnarkose. Um sein Gebiss kontrollieren und eventuelle Behandlungen vornehmen zu lassen, muss Jan etwa alle zwei Jahre einen Termin bei einem dieser ungewöhnlichen Menschen wahrnehmen, die schwierige Patienten behandeln, ohne auf den geringen Verdienst zu achten. Ohne sie wäre es wirklich schwierig. Jans Zahnärztin, Ela, eine Anästhesiologin, ist eine solch besondere Ärztin. Die Krankenkassen erstatten ihr nur etwas mehr als die Hälfte der Narkosekosten, sodass sie am Jahresende im Grunde umsonst gearbeitet hat. Aber sie lässt einen niemals im Stich. Man fährt mit Jan zu einem ersten Termin, und einige Wochen später, am Tag der Behandlung, findet unter Narkose die Untersuchung statt, bei der eventuell Zahnfüllungen eingesetzt werden. Das ist jedes Mal eine Riesenaktion. Und wie immer in solchen Momenten denke ich an den ersten Stich in Jans Ferse. Wie viel ich nach all den Jahren inzwischen aushalten kann und wie viel er selbst aushalten kann!

Jeder Satz dieser Geschichte ist wahr. Selbst wenn ich Mutmaßungen anstelle, wenn ich fantasiere, hat alles seinen Ursprung in der Erfahrung. Wenn ich diese Worte schreibe, nutze ich mein zelluläres Gedächtnis, ein Netz konkreter Erinnerungen. Manche Sätze beschwören einen alten Schmerz herauf, melden sich in einem Gelenk, im Kopf, in der Wirbelsäule oder in den Zehen. Andere rufen hormonelle Reaktionen hervor. Es passiert, dass plötzlich das Dopamin ansteigt, das Serotonin mir den Kopf erleuchtet und die überaktive Zirbeldrüse mich in einen Zustand kindlicher Sorglosigkeit versetzt. Der bittere Geschmack im Mund wird süß, einmal atme ich tief, einmal zu flach. Beim Schreiben über Jan, über uns, habe ich einen oberen Backenzahn verloren.

Ich schaue in den Spiegel und betrachte mein Gesicht. Jede Falte entspricht einem Gefühl aus der Vergangenheit. Ein Fältchen zwischen den Augen, senkrechte Striche von den Augenbrauen bis zum Haaransatz. Jede Runzel hat eine Geschichte, die in diesem Buch erzählt wird. Diese Erzählung ist mein Körper, sie ist auch

Jans Körper. Sie ist das Loch in seinem Zahn und die Schönheit seiner vollen Lippen. Sein Fuß in orthopädischem Schuhwerk und die Hand, die sich krampfhaft am Rollator festhält. Sie ist sein Auge, sein Ohr, sein Haar. Ich schneide ihm das Haar und die Fingernägel. Kommata, Gedankenstriche, Gänsefüßchen fallen scheinbar ungeordnet auf den Badezimmerboden.

Ich gebe hier alles, und ich habe den Eindruck, dass ich mich Tag für Tag häute wie eine Schlange im Spätsommer. Und nur deshalb kann diese Geschichte zu einem Buch werden. Nur deshalb.

Ferien

Jan ist gern in den Urlaub gefahren. Eine befreundete Mutter mit einem leicht behinderten Kind sagte einmal: »Urlaub ist wie Alltag unter erschwerten Bedingungen.« Trotzdem fuhren wir, in dem Bewusstsein, dass es kein »andermal« geben wird. Man muss mit Jan das machen, was in dem Moment möglich ist. Wir setzten die Kinder ins Auto und fuhren über die Alpen nach Italien, in das Haus von Freunden in Umbrien. Das waren anstrengende Reisen, doch aus heutiger Sicht bin ich sehr froh, dass wir diese Mühe auf uns genommen haben. Jan konnte damals noch laufen, wenn auch schlecht, er musste gestützt werden, um in die hügeligen umbrischen und toskanischen Städtchen zu gelangen. Wir führten ihn bei extremer Hitze auf den Marktplatz von Montepulciano, durch Città della Pieve und Orvieto, und wir schleiften ihn durch Assisi und Chiusi. Wir kauften Eis und Ansichtskarten, die sich Jan sehr gern anschaute. Endlos hörten wir im Auto dieselbe Musik, weil Jan sie mochte. Wir badeten mit ihm in Schwimmbädern und im Meer, wobei wir immer aufpassten, dass er niemandem aus Versehen eine langte, denn so reagierte er, wenn jemand ihm nach seiner Einschätzung zu nah kam und für ihn Gefahr bedeutete.

Alexander musste sich oft den Plänen unterordnen, die angepasst waren an Jans begrenzte Möglichkeiten, so wie wir alle. Alexander ist heute ein Mensch mit einem starken Bedürfnis nach

Selbstbestimmung. Vielleicht liegt das darin begründet, dass er sich an die Bedürfnisse seines behinderten Bruders anpassen musste? Wenn wir aus den Ferien zurück waren, brauchte ich immer Urlaub vom Urlaub. Trotzdem antwortete ich auf die Frage von Freunden, wie es war: »Tutto bene, fantastisch!« Ich vermied Gespräche über Urlaub mit einem Kind, das anders ist, ich wollte nicht von den Unbequemlichkeiten einer Reise mit einem kranken Familienmitglied erzählen.

In einer bestimmten Phase konnte Jan seine Emotionen nicht mehr kontrollieren und war immun gegen rationale Erklärungen, er verstand die Kausalität von Ereignissen nicht mehr und drückte seine Gefühle oft heftig aus. Es kam vor, dass er die Lust auf alles verlor und uns dazu zwang, den Ausflug zu beenden. Er stolperte und stürzte, vergoss Flüssigkeiten, spuckte Essen aus, wurde laut. Aber er hatte auch gute Tage, und seine Zufriedenheit mit »einem Abenteuer« belohnte uns für die Mühen.

Wenn ich diese Zeit aus heutiger Sicht betrachte, weiß ich, dass ich ein Nervenbündel war, das versuchte, alle Eventualitäten vorherzusehen, um uns unangenehme Überraschungen zu ersparen. Mir war daran gelegen, bei allem sehr vorsichtig zu sein, damit wir trotzdem zumindest ein bisschen was von dem Ausflug haben würden. Es kam vor, dass die angespannten Nerven zu Streit in der Familie führten. Dann dachte ich an den Satz der Bekannten: »Urlaub, das ist Alltag unter erschwerten Bedingungen.« Das Wichtigste war, dass wir zusammen waren, die ganze Familie. Einfach zusammen.

Heute hat Jan wie jeder volljährige Mensch das Recht auf sein eigenes Leben, sei es eine Woche Ferien mit Gleichaltrigen, seien es Geheimnisse und Erlebnisse, die weder euch, Eltern eines Kindes, das niemals gesund sein wird, noch mich etwas angehen sollten. Wenn Jan mit einer Gruppe verreist, steht ihm ein Assistent zur Verfügung und ein entsprechender Bus, der Rollstuhlfahrer mitnehmen kann. Solche Ferien sind sehr teuer, deshalb fährt Jan nicht jedes Jahr. Das letzte Mal war er am Meer, auf der Insel Usedom. Am Meer ist es flach, der Rollstuhl fährt ohne größere Probleme über die Promenaden und Molen, am Meer zu sein ist ausgezeichnet für Ferien. Doch gut, dass wir beizeiten in den toskanischen Hügeln unterwegs waren. Diese Zeit kommt nicht noch einmal. In diesen schönen italienischen Städtchen waren übrigens auch keine Menschen im Rollstuhl zu sehen. Wer würde es auch schaffen, ein solches Gewicht über Kopfsteinpflaster bergauf zu schieben. Ich weiß nicht, ob Menschen mit Behinderungen dort ihre Zeit in Gärten verbringen oder ob sie außerhalb der Altstadt wohnen, in Tälern, obwohl viele Landstriche hügelig sind.

Wo auch immer ich bin, schaue ich mich auf den Straßen, in Restaurants und Hotels um, um zu prüfen, ob es hier barrierefrei ist. Ich bewerte die Möglichkeiten für einen Aufenthalt mit Jan, und meist sehe ich diese Möglichkeit nicht. Hohe Türschwellen, unwegsames Gelände, enge Badezimmer, Treppen. Jahrhundertelang wurde ohne Gedanken an Behinderte gebaut, Jahrhunderte der Architektur ausschließlich für gesunde Menschen. Dabei gab es schon immer Lahme, Blinde, Gelähmte und Kriegsinvaliden.

Erst seit Kurzem, und zwar in hoch industrialisierten Ländern, werden beim Bauen gebrechliche, behinderte und alte Menschen berücksichtigt. Aufzüge, Zufahrtswege, abgesenkte Bordsteinkanten für Fußgänger. Erst seit einigen Jahrzehnten gehen schwerbehinderte Menschen vor der Tür, und zwar nicht, um Mitleid zu erwecken und sich so ihren Lebensunterhalt zu verdienen (denn oft hatten sie keine andere Einnahmequelle), sondern um sich des Lebens zu erfreuen, Freunde zu besuchen, einem Konzert beizuwohnen oder einfach einen Kaffee zu trinken. Ein ebener Bürgersteig und ein Fahrstuhl sind Ausdruck des Respekts für jede Lebensform.

Über die Scham

Mutter, Vater eines Kindes, das nie selbstständig sein wird, wie sehr habt ihr euch auf euren Nachkommen gefreut, und was für einen Schock habt ihr erlitten, als das passiert ist. Sauerstoffmangel, ein genetischer Defekt, der erst nach der Geburt sichtbar wird, etwas, das euer Familienleben für immer verändert. Unfälle, Epilepsie und andere Plagen, die die grausamen Götter uns schicken, die sich offensichtlich über unser Unglück amüsieren. Ich kenne viele solcher Fälle, zu viele. Oder eine unheilbare, schlimme Krankheit, die sich erst nach einigen glücklichen Jahren bemerkbar macht. Die Ärzte sind ratlos und verschreiben eventuell ein Medikament, doch das Kind verliert nach und nach seine Bewegungskoordination, seine Sprache, seine geistigen Fähigkeiten.

Eltern eines Kindes, das besondere Fürsorge braucht! Ihr kämpft unerschrocken um eure Rechte und die Rechte eures Kindes, ihr fordert Aufmerksamkeit für euch und andere Familien, denen es ähnlich ergeht. Das macht ihr seit Langem so. Als gesunde Bürger verlangt ihr eure Rechte von den Menschen, die dafür da sind, eure Interessen und die eurer Kinder zu vertreten. Eurer Kinder, die kein Kreuz auf einem Wahlschein machen können.

Im Alltag seid ihr so unscheinbar, Mutter und Vater eines Kindes, das immer Assistenz brauchen wird und das euch dadurch so lieb und teuer ist, sich aber für niemanden rentiert. Ihr seid unscheinbar, weil ihr wie lebendige Gewissensbisse durch die Welt geht, dabei ist doch alles, was ihr euch wünscht, gute Beziehungen zu anderen Menschen zu haben. Ihr beklagt euch nie, nachts lest ihr Zeitungen oder Bücher, ihr kleidet euch sorgsam, lächelt immer, und allgemein stellt ihr niemals Forderungen. Ihr hört euch die Berichte über die Erfolge der Kinder eurer Freunde an, die detailliert Auszeichnungen beim Sport und herausragende Leistungen an elitären Schulen auflisten, ihr freut euch mit ihnen, und euren Kummer schluckt ihr herunter und spült ihn hinab in die Kammer der verdrängten Gefühle. Sie fragen selten nach eurem Kind, das weiterhin nicht schreiben und lesen kann, denn das ist eine riskante Frage. Ihr erzählt nicht, dass die letzte Nacht ruhig war und ihr keine Bettwäsche wechseln musstet. Ihr schweigt eher und nickt, denn das ist ungefährlich. Und ihr bewahrt die Freunde vor der Wahrheit, weil ihr denkt, dass sie zu grausam für sie wäre. Doch damit verletzt ihr euch selbst auf die brutalste Weise. Und ihr schämt euch, dass euer unselbstständiges Kind niemals sein eigenes Geld verdienen wird. Ihr schämt euch für eure Gene oder für das dämliche Pech, das gerade euch getroffen hat, euch und euer Kind. Trotzdem seid ihr heiter, empfangt Gäste, lebt wie alle. Und – seien wir ehrlich – ihr seid eine wesentlich geringere Belastung für den Steuerzahler als zum Beispiel ein Abgeordneter, der seine Aufgaben mittelmäßig erfüllt und seine Wahlversprechen nicht hält.

Mutter, Vater eines Kindes, das anders ist als alle, ihr seid mit dem Rollstuhl auf die Straße gegangen, ihr ruft um Hilfe, weil ihr das Recht auf Hilfe habt. Ihr verlangt eure Rechte, ihr verlangt Gerechtigkeit, und die Welt nimmt euch endlich wahr. Nicht du bist schuld und auch nicht dein Kind, sondern diejenigen, die so tun, als würdet ihr nicht existieren. Körperliche Gesundheit schützt nicht vor Perversion, sie ist keine Quelle der Güte. Ein gut funktionierendes Gehirn garantiert weder Verstand noch Klugheit. Augen, die sehen können, können trotzdem blind sein, und die

Sprache, die lebendige Sprache, kann das schlimmste aller Gifte enthalten: Hass.

Und du weißt sehr gut, wenn auch die Welt nicht daran denkt, du weißt gut, dass euer Kind niemals auf jemanden schießen wird, dass es niemals einen Krieg auslösen wird. Es wird niemals jemanden ermorden, niemals etwas stehlen. Es wird weder eine biologische noch eine chemische Waffe erfinden. Niemals. Es wird nicht versuchen, in irgendeinem Land der Welt an die Macht zu kommen. Diktatoren waren und sind leistungsfähig.

Ich bin stolz auf mein Kind, das niemals selbstständig sein wird, und ich überlasse die Scham denen, die mit dem Finger auf uns zeigen. Pol Pot hat in Paris an der Sorbonne studiert.

Empathische Revolution

Es gibt Gesellschaften, in denen »Anormale« als Strafe Gottes gelten. In Osteuropa ist es umgekehrt: *Jurodiwy* ist jemand, der Respekt verdient hat, ein Auserwählter Gottes. Originalität hat verschiedene Gesichter, das wahre ist unbändig, wild und weckt in uns »Normalen« Angst. Jan schreit und lacht, wenn er Lust dazu hat, ohne auf die Umstände zu achten. Er ist ein Punk, ein Provokateur, ein Performer, der seinem Umfeld den Spiegel menschlicher Ängste und Vorurteile vorhält. Er ist die wahre *Yvonne, die Burgunderprinzessin* – die Hauptfigur des gleichnamigen Theaterstücks von Witold Gombrowicz. In Gegenwart von »Anormalen« fallen die Masken, alle Künstlichkeit entblößt sich selbst, das wahre Gesicht erscheint. Du weißt genau, Mutter, Vater eines Kindes, das andere »anormal« nennen, welche Angst du deinem Umfeld einjagst, indem du ihnen den Spiegel vorhältst, der ihre Falschheit offenbart. Eloquente Aktivisten, die öffentlich auftreten im Namen der Schwachen, verstummen; sie engagieren sich für die Rettung der Welt und wollen nun auf einmal nur ihre eigene Haut retten. Politiker, gewählte Vertreter des Volkes, verstehen sich ausschließlich als Vertreter derer, die sie gewählt haben. Mutter von »anormalen« Kindern, von »Verrückten«, von »Unberührbaren« – und ich weiß, was ich schreibe, denn ich bin du –, mit Nachsicht betrachtest du die Schreibtischtäter, die die Welt in der Theorie verändern und dir die Praxis überlassen. Und du lehrst, behandelst, stützt, wäschst, fütterst, fühlst und nimmst in den Arm. Du verlierst nicht die Hoffnung auf Veränderung. Du gehst auf die Straße, verlangst mit lauten Rufen Respekt für dich und dein Kind. Vielleicht weißt du es nicht, aber du bist das Symbol der Revolution, die womöglich die letzte sein wird.

Denn die einzige Revolution, die überhaupt stattfinden sollte, ist die empathische Revolution. Die Menschheit hat sich Tausende Jahre lang vom Imperativ der Rache leiten lassen, Auge um Auge, Zahn um Zahn. Die Lehren des Jesus von Nazareth haben vor über zweitausend Jahren etwas Neues eingeführt: das Element des Verzeihens, das symbolische Hinhalten der anderen Wange angesichts von Gewalt. In der Zukunft werden wir, so hoffe ich, uns von dem Prinzip »ich bin das andere Du« lenken lassen. Selbst wenn du diametral anders bist als ich, bist du ein anderes Ich. Auch wenn ich mich in dir nicht ausstehen kann und du dich in mir nicht magst.

Das Prinzip wird sich nicht nur auf uns beziehen, auf gesunde und kranke, schwache und starke Menschen. Diese Revolution ist eine des Mitgefühls mit Menschen, Pflanzen und Tieren. Und schließlich mit der Erde und allen Lebensformen auf der Erde. Eine solche Revolution darf nicht mit Blutvergießen einhergehen. Sie geschieht in unserem Inneren, in unseren Herzen. In unserer DNA. Eine stille und persönliche Revolution, in ihrer Auswirkung jedoch gewaltig und folgenreich. Sie ist ein sorgenfreier und reiner Atemzug des Menschen und des Planeten.

Diese Revolution hat schon begonnen, leise, ohne Transparente und ohne laute Demonstrationen. Sie braucht weder Anführer noch Märtyrer, sie frisst ihre Kinder nicht.

Dein Kind, Mutter, Vater, die ihr nie aufhört, euch um es zu kümmern, zeigt uns den Weg zur Empathie. Dein Kind ist ein Trainer, der die allerhöchsten Anforderungen für die Meisterschaften stellt, in denen niemand allein auf das Siegerpodest klettern kann. Einmal ist bei einem Sportwettkampf von Kindern mit Behinderungen nach dem Start ein Teilnehmer auf der Laufbahn gestolpert und schon auf dem ersten Meter gestürzt. Ein anderer Teilnehmer, ein Junge mit Trisomie, lief zurück und reichte dem unglücklichen Sportler seine Hand. Die anderen kamen daraufhin ebenfalls zurück, und sie liefen alle zusammen, sich an den Händen haltend, ins Ziel. Sie haben gemeinsam den ersten Platz gemacht. In diesem Wettkampf gab es keine Verlierer. In dem Moment, da wir in dem »anderen« uns selbst wahrnehmen, gewinnen wir alle.

Ich sitze wieder im Garten, in der Wärme der Oktobersonne. Ein Schmetterling sitzt für einen Augenblick erstarrt auf dem ausgedruckten Text. Ein Schwalbenschwanz mit bunten Flügeln. Für ihn sind meine Worte, auf denen er ein Sonnenbad nimmt, meine Worte, die mich so viel Mühe kosten, lediglich schwarze Zeichen auf einem weißen Blatt. Für den Schmetterling haben sie keine Bedeutung. Ihm bleiben vielleicht noch nur ein paar Lebenstage, und so fliegt er von Blume zu Blume und taucht sorglos ein in das Weiß und Violett der Herbstastern. Er erfreut sich seines Lebens.

Leuchtturm

In einem der Bücher von Tove Jansson über die Mumins macht sich Papa Mumin auf den Weg zu einem Leuchtturm. Nachdem Jan sich die Geschichte über den Ausflug von Papa Mumin angesehen hatte, begann er sich für Leuchttürme zu interessieren. Später sahen wir uns einmal im Berliner Technikmuseum eine fantastische Ausstellung über Segelboote an. Die Buchhandlung des Museums ist ausgestattet mit zahlreichen Publikationen zu den Themen der Ausstellungen. An diesem Sonntag fand Jan, der sich damals noch allein bewegen konnte, dort eine Publikation über Navigation. Das Buch war für uns alle unverständlich, weil wir uns nicht mit Segeln beschäftigten. Unglücklicherweise war auf dem Cover ein schöner Leuchtturm. Jan hielt das Buch umklammert und ließ es sich um keinen Preis wieder abnehmen. Es gab keinen anderen Ausweg, als zwanzig Euro zu bezahlen und das Buch mit nach Hause zu nehmen. Später kaufte ich sicherheitshalber Kalender mit Leuchttürmen, um Jans Bedürfnis nach Fotos von Leuchttürmen zu stillen, aber kein Bild war für ihn so wichtig wie das erbeutete Buch über Navigation.

Ein anderes Mal stieß ich in einem Geschäft in der Nähe unserer Wohnung auf eine reduzierte Kopie des berühmten Gemäldes von Edward Hopper mit der Insel und dem Leuchtturm. Ich hängte sie über Jans Bett. Der Leuchtturm auf Hoppers Gemälde war für einen Leuchtturm nicht groß und machte keinen besonderen Eindruck auf Jan, aber er hatte Nachwirkungen. Nach einiger Zeit fand ich in einer Buchhandlung den neuen Roman des Bestsellerautors Sergio Bambaren. Ich las eigentlich keine Bücher von ihm, aber auf dem Cover war das Gemälde von Hopper, die Insel mit dem Leuchtturm. Ich kaufte das Buch, ohne zu zögern, auch weil es nicht dick war und schnell gelesen sein würde.

Wie sehr mich sein Inhalt doch überraschte! Es ist die Geschichte über einen einstigen Leuchtturmwärter, der im Altersheim lebt. Er macht den Eindruck, dement zu sein, sitzt mit herabhängendem Kopf im Rollstuhl. Ein junges Pärchen, das davon träumt, einen verfallenen Leuchtturm wiederaufzubauen, nimmt ihn mit auf einen Ausflug zu dem Ort, an dem er sein Leben verbracht hat. Als sich der gebrechliche Alte in der Nähe seines Leuchtturms wiederfindet, gewinnt er seine Kraft zurück, steht aus dem Rollstuhl auf, erzählt Geschichten von dem Leuchtturm und gibt dem jungen Paar wertvolle Ratschläge. Zurück im Pflegeheim wird er wieder zum vergesslichen Greis. Das Pärchen nimmt ihn mehrmals mit und erlebt jedes Mal die wunderbare Verwandlung des Mannes, und es lernt von ihm viel über das Leben.

Ich zeigte Jan das Buch von Sergio Bambaren und deutete auf das Bild mit dem Leuchtturm auf dem Cover. Nie werde ich vergessen, wie sehr er sich gefreut hat. Er hielt das Buch über den geheimnisvollen Leuchtturmwärter in den Händen, lachte lange und schaute mir in die Augen, anders als sonst, mit einem reifen Blick. Das war ein intensiver Moment, in dem wir uns ohne Worte verständigten, als wollte er sagen: »Endlich hast du es verstanden, Mama, endlich.« Erst ab diesem Augenblick begann ich, Jans Weg bewusst zu beschreiten. Und als ich einen Teil des Weges gegangen war, geführt vom Lichtstrahl seines inneren Leuchtturms, als ich mich ohne Zögern und ohne Zweifel auf Jans Weg befand, begriff ich, wie behindert ich war und wie stark und gesund Jan, der Leuchtturmwärter von der Insel der Geduld.

Geduld

Eine von Jans Lektionen, die Jahre dauerte, war Geduld. Jan musste viel ertragen, bis ich verstand, dass es in dem Spiel, bei dem wir mitspielen mussten, eben um Geduld geht. Die besten Lehrer lehren nicht durch Vorträge, stellen keine Forderungen, geben keine Hinweise. Denn so lernt man das Leben nicht, so lernen wir uns nicht selbst kennen. Ein guter Lehrer stellt einen Spiegel auf und zeigt uns darin unsere Schwächen und Ängste, wie *Yvonne, die Burgunderprinzessin*, wie Jan, Marie und Sabine.

Die Ironie beim Erlernen von Geduld besteht darin, dass man dafür Geduld braucht. Für diese Entdeckung habe ich extrem viel Energie aufgewendet. Beim jahrelangen Warten auf eine Diagnose und den täglichen Kämpfen mit den Alltagsschwierigkeiten habe ich es als sehr schmerzhaft empfunden, dass ich diese segensreiche Eigenschaft nicht besaß.

Geduld bedeutet nicht passives Warten, denn warten kann man auch ungeduldig. Und eine Entscheidung, die ohne Geduld getroffen wird, hat einen anderen Charakter als eine Entscheidung, die im vollen Bewusstsein getroffen wird. Entscheidungen, die mit Ungeduld getroffen werden, enthalten eine Spur Misserfolg, sie können den Lebensrhythmus stören und einen auf Abwege führen. Geduld bedeutet, dem natürlichen Lauf der Dinge zu vertrauen und in seinem eigenen natürlichen Lebensrhythmus zu bleiben. Ihr leises Metronom gibt uns das Gefühl von Stabilität und innerem Frieden. Geduld ermöglicht es, die Zeit zu erspüren und im richtigen Moment das Richtige zu tun. Geduld ist eine Art stiller Mut.

Wir wissen genau, dass nach dem Sommer der Herbst kommt und nach dem Herbst der Winter und dann der Frühling. Und dass es im nächsten Jahr genauso sein wird, jedes Jahr wird es so sein. Einmal ist es warm, dann kalt, einmal regnet es, dann scheint wieder die Sonne. Ungeduld kann den natürlichen Lauf der Dinge weder beschleunigen noch bremsen. Pflanzen werden im Frühjahr gepflanzt, die Ernte wird im Spätsommer und im Herbst eingefahren, alles zu seiner Zeit. Niemand mit gesundem Menschenverstand pflanzt Blumen im Januar und wartet im Mai auf Äpfel.

Den Rhythmus der Natur kennen selbst kleine Kinder. Der Rhythmus des Unbekannten, dessen, womit wir noch nie in Berührung gekommen sind, ist eine der größten Herausforderungen nicht nur für uns Eltern von Kindern mit seltenen Krankheiten. Das Unbekannte klopft an jede Tür, früher oder später. So ist das Leben, das ist sein Geschenk und zugleich das größte Rätsel. In einer Szene in dem berühmten Film *Forrest Gump* sitzt der Protagonist an einer Haltestelle und wartet auf den Bus, der Verspätung hat. Auf dem Schoß hält er eine Pralinenschachtel und unterhält sich mit Menschen, die sich zu ihm setzen. Legendär ist sein weiser Spruch: »Das Leben ist wie eine Schachtel Pralinen. Man weiß nie, was man kriegt.«

Ich war ungeduldig, als Jan sich nicht anziehen konnte, als die fortschreitende Krankheit ihm weitere Fähigkeiten nahm. Ich war ungeduldig mit mir selbst wegen meiner fehlenden Geduld. Es war nicht leicht, Geduld zu lernen, aber als ich diese Kunst so halbwegs beherrschte, kam ich mit den Herausforderungen des Alltags wesentlich besser zurecht. Wenn ich Jans Weg betrachte, sehe ich die Verschlungenheit und die Mäander, die Mustern folgen, die in allem zu finden sind, das lebt. Je mehr ich in den natürlichen Lebensrhythmus eintauche, desto stärker spüre ich den kreisförmigen Zeitlauf, und die mit dem Warten auf die Zukunft verbundene Illusion ersetze ich durch die Freude an der Schönheit des Augenblicks im Hier und Jetzt. Umso mehr bin ich einfach da.

Jan konnte das immer, und die Lektion, die er mir erteilt hat, bestand aus vielen Schachteln mit köstlichen und ungenießbaren Pralinen.

Verlogenheit

Wenn in einer Familie mit einem behinderten Kind Probleme auftauchen, neigt das Umfeld dazu, falsche Schlüsse zu ziehen. Die Schuld für Scheidungen, Nervenzusammenbrüche und andere Unglücke wird oft dem kranken Kind zugeschoben. Das ist einfach. Wer den Mechanismus familiärer Komplikationen aufgrund einer Behinderung verstehen will, sollte das Theaterstück *Yvonne, die Burgunderprinzessin* lesen oder es sich ansehen.

Jeder Mensch, der von der Norm abweicht, trägt das Mal einer Yvonne in sich. Krankheiten, Unfälle, Behinderungen und psychische Probleme spiegeln die Familie.

Wenn du dein krankes Kind anschaust, siehst du wie in einem Spiegel deine Miene, deine Ängste, deine Fehler, aber auch deine Vorzüge. Du siehst Schwächen und Stärken. Verlogenheit und Wahrheit. Die enge und die entfernte Familie, Freunde und Bekannte, Nachbarn und Mitarbeiter fürchten sich vor der Konfrontation mit »Yvonne«, denn sie würde ihnen ihren Egoismus, ihre Posen, ihre Schwächen, ihr eigenes verschlossenes Herz spiegeln. Doch die Begegnung mit dem Anderssein eröffnet Chancen, zum Beispiel die, über seine eigene Beschränktheit hinauszuwachsen, bei sich selbst Toleranz, Offenheit, Humor und Mitgefühl zuzulassen.

Diese Prüfung findet nicht nur auf familiärer Ebene statt, sondern auch auf der gesellschaftlichen. Die Gesundheit eines Staates misst sich an seinem Verhältnis zu den schwächsten Mitgliedern. Bei den Protesten von Familien mit behinderten Kindern im Warschauer Sejm 2018 war genau zu sehen, wie »Yvonne« den Hof beeinflusst, seine Defizite offenlegt, die Marotten und Verlogenheiten der Königsfamilie aufzeigt, wie sie in einem verzerrten Spiegelbild jede einzelne Figur des Dramas reflektiert. Die Reaktionen auf die bescheidenen Forderungen der Protestierenden entblößten die Härte und die fehlende Empathie der konservativen PiS-Regierung, die christliche Werte zwar an erste Stelle stellt, sie aber bloß für ihren Wahlkampf und ihre politischen Spiele missbraucht.

In Jans Umfeld bin ich Kindern begegnet, die gesund auf die Welt gekommen sind, so wie er. Erst nach Jahren zeigte sich bei dem einen Epilepsie, die dazu führte, dass es in der Entwicklung zurückblieb, bei anderen kam es zu Stoffwechselproblemen, zu schweren Unfällen, Hirnhautentzündungen, wie bei dem Sohn von Bekannten, der in seinem zehnten Lebensjahr ans Bett gefesselt wurde. Seien wir ehrlich, es gibt Hilfsmittel. An den Börsen auf der ganzen Welt werden täglich unzählige Transaktionen vorgenommen, die beinahe mühelos Vermögen vermehren. Diese Transaktionen werden noch immer nicht besteuert, dabei würde ein Prozent genügen, um das Problem der Pflege von kranken, alten und behinderten Menschen zu lösen. Das ist weiterhin ein Tabuthema, das erst seit Kurzem von jungen zornigen Ökonomen angesprochen wird, die einen Paradigmenwechsel wollen. Wir haben die Chance, alles zum Besseren hin zu verändern, wenn wir uns trauen, kleine Entscheidungen zu treffen, die aber enorme Folgen haben werden. Nichts muss so bleiben, wie es jetzt ist. Stete Veränderung liegt in der Natur der Welt. Diese banale Wahrheit kann nicht oft genug wiederholt werden.

Unsere Körper sind zerbrechlich und ungeschützt, unsere Psyche ist empfindsam, sie ist nicht nur von einem sanften Tag-Nacht-Rhythmus abhängig, sondern auch von der inneren Chemie und dem Stoffwechsel. Heute sind wir gesund, morgen vielleicht krank und hoffnungslos. Wir haben unsere natürliche Umwelt vergiftet, die Luft, das Wasser und die Wälder, davon werden wir nicht gesünder und auch unsere Kinder und Enkel nicht. Fast jedem von uns schmerzt der Körper, die Seele oder beides.

Ein Herz vom Busfahrer

In der Schulzeit fuhr Jan mit einem Fahrdienst für Kinder mit Behinderungen zur Schule. Eines Tages kam er mit einem roten Plüschherz mit der Aufschrift »Ich liebe dich« nach Hause. Ich wusste, dass er es sich selbst nirgends hätte kaufen können. Am nächsten Tag brachte ich ihn die Treppe runter – damals konnte er noch halbwegs allein laufen – und fragte den Fahrer, ob er etwas über die Herkunft des roten Plüschherzes wisse. Er antwortete, dass das Herz in seinem Auto gehangen habe und Jan es schon lange hatte haben wollen. Wochenlang habe er keine Ruhe gegeben und mit allen möglichen Tricks versucht, ihm das Herz abzuluchsen. Schließlich hatte sich der Fahrer erbarmt und Jan gegeben, worum er so inständig gebeten hatte. Wie sich herausstellte, sollte das Plüschmaskottchen für mich sein.

Das Herz hing in der Küche an der Heizung. Immer wenn mir der Geduldsfaden riss, ging Jan zu dem Herz, holte es von der Heizung (irgendwann riss die Schlaufe) und reichte es mir. Auch wenn ich mich über etwas aufregte, gab mir Jan lächelnd das Herz mit den aufgenähten Worten »Ich liebe dich«. Immer wenn er spürte, dass ich mit dem Herzen nicht bei ihm war, holte er das Plüschherz, denn nur so konnte er sich ausdrücken.

Brunnen

Als Jan noch sprechen konnte, bediente er sich einer einfachen und klaren Sprache. Auf einer Reise nach Krakau hatte ich einmal wunderschöne handgemachte Eierwärmer in Form von Hühnern gekauft. Dinge, die man nicht unbedingt braucht, die aber das Frühstück hübscher machen und die man vor allem dann hervorholt, wenn man Gäste hat. Jedes Hühnchen ist aus einem anderen Material und hat eine andere Farbe. Meine Jungs spielten gern mit ihnen, und einmal haben sie spontan eine Theatervorstellung mit den Hühnern aufgeführt. Ein Stuhl war die Bühne. Der damals vielleicht vierjährige Alex erzählte eine lange, verwickelte, überaus mysteriöse Geschichte. Jan, der sich nur noch schwer ausdrücken konnte, spielte uns folgendes Drama vor: Die Hühner laufen durch das Dorf, sie sehen einen Brunnen, der Brunnen ist vergiftet, sie wissen das nicht und trinken daraus. Sie sterben. Es kommt ein Arzt, er gibt den Hühnern einen Zaubertrank, der sie sofort wieder lebendig macht. Nun werden sie nie wieder aus einem vergifteten Brunnen trinken. Ende. Die Geschichte war so einfach, dass ich mich nach achtzehn Jahren noch immer genau an sie erinnere.

Einmal machten wir einen Ausflug zum Schloss Diedersdorf in der Nähe von Berlin. Jan schaute sich um und sagte lakonisch: »Bier, Wurst, Musik – ein Fest.« Etwa in dem gleichen Zeitraum sagte er mal an einem See: »Busen. Viele große Busen. Ein Strand.«

Wenn ich von Jans und meinem Weg erzähle, kann ich nicht anders, als Jans Sprache zu benutzen. Einfach, so einfach wie möglich. Als schriebe er diese Worte, er, der nicht schreiben kann, aber seinetwegen ist diese Geschichte entstanden. Erfahrung, Wort, Buch.

Seit einigen Jahren verstehen wir uns wortlos. Mit Blicken, Umarmungen, Händehalten. Das Wichtigste ist das Lachen. Die nonverbale Kommunikation mit Jan beruhigt auf ungewöhnliche Weise meine Gedanken, sie zerstreut die Zweifel und gibt den Dingen, die mich belasten, das rechte Maß zurück, reduziert ihre Relevanz. Ich frage mich manchmal, worüber ich eigentlich mit meinen Freunden rede. Ist dieser permanente Austausch von Wörtern und Erzählungen wirklich notwendig? Ich gehöre zu den Menschen, die sich stundenlang unterhalten können, ich bin eher eine Plaudertasche. Doch das Zusammensein mit Jan und das Gespräch der Gefühle, die emotionalen Signale von Akzeptanz und die Freude am Zusammensein zeigen mir, wie sehr uns manchmal Worte von anderen trennen, statt dem Verständnis zu dienen. Jan erspürt jede Unaufrichtigkeit, jedes oberflächliche Getue oder die psychische Unausgeglichenheit eines Menschen, der bei ihm ist. Gefühle können niemanden täuschen, wenn man auf sie hört. Die Manipulation mit Worten findet in jedem Gespräch statt. Ich habe den Eindruck, dass wir meistens nur über uns und mit uns selbst sprechen. Der Intellekt kämpft mit Worten gegen einen anderen Intellekt an. Die kurze Geschichte der Kommunikation nach Jan wäre: Werkzeug, Wort, Waffe. Wenn die Sprache aufhört, eine Rolle zu spielen, wenn man sich nicht dieses Kommunikationsmittels bedienen kann, bleibt das reine, nicht durch Geplapper getrübte Zusammensein. Sich selbst spüren und man selbst sein, das hat mich Jan nach dem Verlust seiner Sprache gelehrt. Geblieben ist uns das Lachen, ein verrücktes lautes, freies Lachen. Eine große Fröhlichkeit und Jans Lektion über die Befreiung aus dem verbalen Kampf. Dieses Lachen hat mir letztlich den Korken im Kehlkopf gelöst und meinen Atem befreit. »Und je freier man atmet, je mehr lebt man«, hat einmal Theodor Fontane gesagt. Dieses Zitat steht auf einer handverzierten Tasse, aus der ich gern Kaffee trinke.

Jan liebte seit seiner frühesten Kindheit Brunnen. Jeder Brunnen, den er sah, erfüllte ihn mit einer geradezu frommen Hochachtung. Kam das von meiner Sorge um die Zukunft der Wasservorräte, die mir während der Schwangerschaft so zugesetzt hatte? Hatte er über das Fruchtwasser Signale empfangen, sodass er auf diese Weise die Bedeutung von sauberem Wasser aufgesogen hat?

Alle Brunnen interessierten ihn, die einfachen, die dörflichen, die hölzernen und auch die in Schlosshöfen, Renaissancebrunnen, barocke Brunnen, mit Eimer an einer Kette oder mit einem Hebel. Wenn es möglich war, schauten wir in die Brunnen und ließen den Eimer hinunter. Das Märchen vom Froschkönig, der die goldene Kugel der Königstochter aus dem Brunnen holt, gehörte zu Jans Lieblingsgeschichten. Sein künstlerisch begabter Großvater malte ihm ein Bild mit einem Brunnen. In den Sommerferien in Polen baute ein Hobbykünstler für Jan einen Minibrunnen aus Holz mit einem Eimer. Der spielte später bei der Geschichte vom vergifteten Brunnen mit. Sauberes Wasser und vergiftetes Wasser – für Jan eines der Hauptthemen seiner Kindheit. Der Bär kommt und trinkt Wasser aus dem Brunnen. Der Brunnen ist vergiftet. Der Bär stirbt. Jemand kommt – ein Zauberer, ein Arzt, ein Wunderheiler – und gibt dem Bären eine Spritze. Der Bär wird wieder lebendig. Jetzt muss natürlich noch das Brunnenwasser gereinigt werden, das ist schwieriger. Jan weiß nicht, wie er das machen soll. Im Spiel stellen wir uns weitere Fragen: Wer hat eigentlich den Brunnen vergiftet?

Ich lese von Gewässern, die durch Antibiotika, durch Hormone und Plastik verschmutzt sind. Ich schaue mir einen Dokumentarfilm an über die Folgen der Verwendung bestimmter Pestizide. Es gibt Dörfer in Kalifornien, in denen immer mehr Menschen mit Autismus zur Welt kommen, der von der chemischen Belastung der Zirbeldrüse hervorgerufen wird. Hormone im Wasser haben immer mehr Einfluss auf die Körper von Menschen und Tieren. Wir wollen das nicht zur Kenntnis nehmen, doch das vergiftete Wasser in unseren Brunnen degeneriert Generationen. Das alles geschieht im Zeitalter eines unglaublichen technischen Fortschritts. Aber jede Medaille hat zwei Seiten.

Im Urlaub in Italien haben wir einmal mit Jan eine Stadt in Umbrien besichtigt. Wir stiegen unzählige Treppen hinunter zu einem historischen unterirdischen Brunnen, eine der Touristenattraktionen der Stadt. Es fiel Jan nicht leicht, diese Stufen zu nehmen, aber er wollte den Brunnen unbedingt sehen, sodass er Unmögliches vollbrachte und auf den schiefen Treppenstufen sein Gleichgewicht hielt. Der Brunnen war riesengroß und voller Wasser. Wir waren allein und bewunderten die Konstruktion des Gebäudes, das den Brunnen schützte, damit kein Angreifer die Wasservorräte der Stadt vergiften konnte. Der Brunnen machte auf Jan einen solchen Eindruck, dass er plötzlich zur Toilette wollte, er bedeutete, dass er nicht warten konnte, dass er sofort musste. Wir wussten, es blieb keine Zeit, die Treppen hinaufzusteigen und eine öffentliche Toilette zu suchen, die Sache konnte nicht aufgeschoben werden. Kurzum: Jan pinkelte in den Renaissancebrunnen. Wir schafften es gerade noch, ihm die Hose wieder hochzuziehen, als schon die nächste Touristengruppe kam.

Jans Pinkeln in einen denkmalgeschützten Brunnen ist nichts im Vergleich zum Pinkeln in den globalen Brunnen der Menschen, die selbst für den Zustand des Planeten verantwortlich sind, auf dem sie leben. Ja, Jan, du hast recht, der Brunnen ist vergiftet, der Bär trinkt Wasser und stirbt. Man muss sofort den Krankenwagen rufen.

Respekt

Wir gingen mit Jan regelmäßig zu Ärzten, die über den Pflegegrad entschieden. Die ärztlichen Gutachten waren nötig, um den Transport zur Schule, die Einzelfallbetreuer für die Nachmittagsstunden und Ähnliches finanziert zu bekommen.

Als Jan achtzehn wurde, bekam er eine neue Amtsärztin zugeteilt. Ich seufzte immer, wenn ich die Namen von neuen Ärzten las, denen ich zum ersten Mal begegnen würde. Das bedeutete nämlich, dass die ganze Krankheitsgeschichte von Anfang an erzählt werden musste, was für mich qualvoll war, oft brach mir die Stimme und ich begann zu schluchzen. Jan, wie er mit mir auf dem Fahrrad fuhr, wie er fantastische Geschichten erzählte, wie er mit seinen Freunden auf dem Hof spielte. Ungern kehrte ich zu den Erinnerungen an die guten Zeiten zurück, doch der Besuch bei einem neuen Arzt zwang mich wieder, mich mit dem Verlust auseinanderzusetzen.

Die neue Ärztin empfing uns in ihrem bescheidenen Behandlungszimmer. Sie überraschte mich von Anfang an. »Guten Tag, Herr Kerski«, begrüßte sie Jan und streckte ihm die Hand entgegen, worauf er nicht reagierte. Jede Frage, die die Ärztin stellte, war an Herrn Kerski gerichtet. »Fällt es Ihnen schwer, sich zu bewegen, können Sie noch selbstständig essen, würden Sie es schaffen, allein zur Schule zu kommen, Herr Kerski?«

Natürlich gaben wir Eltern die Antworten. Jan sprach kaum noch, er benutzte ein paar Wörter oder kurze Sätze wie »Bus fahren«, »Film gucken« und sein zärtliches »Ich dich lieb«, mit dem er uns manchmal in innigen Momenten bedachte.

Die Ärztin fuhr fort und wandte sich dabei konsequent und mit authentischem Respekt an Jan, wie bei Patienten üblich, die über achtzehn Jahre alt sind. Das war und ist auch heute noch nicht selbstverständlich. Menschen mit geistigen Behinderungen werden meist nur mit ihrem Vornamen angesprochen, wenn überhaupt, womit man ihr Alter und im Grunde ihre Persönlichkeit ignoriert.

In der Werkstatt, in der Jan arbeitet (in Berlin steht jedem Menschen mit Behinderung so ein Platz zu, das einzige Problem ist, eine Werkstatt zu finden, die den Fähigkeiten und dem Charakter entspricht) werden manchmal Feste veranstaltet, das größte im Dezember, in der Adventszeit. Diese Feste werden von den Angehörigen bereits erwachsener Menschen besucht, denn in den Behindertenwerkstätten arbeiten Menschen jeglichen Alters, von zwanzig Jahren bis ins hohe Alter.

Ich wurde Zeugin, wie Mütter die Werke ihrer »Kinder« lobten, wobei sie vollkommen vergaßen, dass sie von Personen sprachen, die bereits über Lebenserfahrung verfügten, die Falten im Gesicht und Schweres durchgemacht hatten, was Respekt erfordert. Die in der Werkstatt Tätigen unterschieden sich lediglich darin von anderen Erwachsenen, dass sie Assistenz brauchten. Vielleicht assoziierten manche Angehörige mit der Dekoration, mit den bunten Bildern und anderen handwerklichen Produkten die sorgenfreie Atmosphäre eines Kindergartens, was wiederum das Unterbewusstsein beeinflusste und den Begriff »Kinder« nahelegte. Kindliche Beschäftigungen, hoher Assistenzbedarf. Kinder eben.

Selbstverständlich ist ein erwachsener Mensch mit Behinderung vor dem Gesetz kein Kind, für ihn gelten andere Regeln, andere Vorschriften und andere Ämter sind zuständig. In vielen

Ländern gibt es für Menschen mit Behinderung nach dem Schulabschluss keinen Ort wie die Behindertenwerkstatt, die Jan besucht; diese Menschen sind dann zu Hause zu Langeweile und einem Leben ohne Sozialkontakte verurteilt.

Eine der beeindruckendsten Werkstätten in Berlin ist die für Menschen, die als arbeitsunfähig gelten. In einem modernen Gebäude mit vielen Fenstern, die viel Licht hereinlassen, wurde ich Zeugin eines Ausdrucks höchster menschlicher Zivilisation. Ich lernte dort einen jungen Mann kennen, der die Abrechnungen für die Werkstatt machte. Für seine Arbeit am Computer benutzte er einen speziellen Griffel, der an einem Ring um seinen Kopf befestigt war. In einem anderen Raum, in dem Gegenstände aus Holz hergestellt wurden, machten komplizierte Geräte, die mit Schleifmaschinen verbunden waren, es möglich, Holz mit den Füßen zu bearbeiten. Eine weitere Gruppe stellte wunderschöne Wollsocken her, wofür sie ebenfalls innovative Geräte benutzte, die mit einem Finger bedient wurden. Technikwunder, die von empathischen Ingenieuren entwickelt wurden, die man zu diesem Zweck angestellt hatte. Eine enorm kreative Leistung, die vielen Personen mit Behinderungen sinnvolle Arbeit ermöglicht.

Auf dem Flur gab es eine Ausstellung mit Fotografien – darunter war auch ein Foto des Mannes, der in der Werkstatt mit dem Kopf einen Computer bediente. Ihn auf dem Foto wiederzuerkennen, war allerdings nicht leicht, denn er trug einen Fallschirmspringeranzug. Er hatte sich einen Traum erfüllt, einmal einen Fallschirmsprung zu machen, natürlich mit einem erfahrenen Begleiter. Ein anderer Fallschirmspringer hatte die Fotos gemacht.

Zu wem wäre dieser Mann geworden, ohne diese Werkstatt, ohne sinnvoll verbrachte Tage, ohne das Selbstwertgefühl, das durch tägliche Aufgaben entsteht?

Jans Hände können seit Jahren weder eine Gabel noch eine Zahnbürste halten. Seine Bewegungen sind unkoordiniert. Der Teil seines Gehirns, der für die Übertragung von Signalen zu den

Extremitäten zuständig ist, ist von der Galaktosialidose zerstört worden. Dennoch hat Jan seinen Platz in der Behindertenwerkstatt gefunden. Dort werden Kartons hergestellt, Werkzeuge in Kisten verpackt, Papier zu Makulatur verarbeitet, Kerzen gezogen, Skulpturen und Wandteppiche hergestellt, Essen gekocht und Kuchen gebacken. Jan malt mit Schwämmen. Er kann keinen Pinsel halten, deshalb musste die Assistentin, die ihm beim Malen behilflich ist, ihre Fantasie spielen lassen und eine andere Lösung finden, damit Jan seine Kreativität ausdrücken kann. Jan hat immer gern gezeichnet, später haben wir – die Tante, der Papa, der Opa und ich – für ihn gezeichnet und gemalt. Jetzt tunkt Jan einen Schwamm in Farbe und kreiert auf großen Bögen seine Welten. Oft muss man seine Hand führen, zum Beispiel, wenn er es nicht schafft, einen geraden Strich zu ziehen.

Jans Gemälde sind voller heiterer Farben, manchmal gelingt es ihm, Blumen, Wolken, Bäume, Wind, Sonne und Regen zu malen. Seit er wieder malen kann, ist er viel ausgeglichener und ruhiger. Ich habe sogar den Eindruck, dass er mich weniger braucht. Sein Leben hat spürbar an Unabhängigkeit und Souveränität gewonnen. Er macht den Eindruck eines zufriedenen Menschen. Er lächelt im Fahrstuhl in den Spiegel, er betrachtet gern sein Gesicht. Er mag sich. Obwohl das die unwahrscheinlichste Version von Jans Weg gewesen ist, eine Möglichkeit, die mir noch vor zehn Jahren utopisch vorkam: Jan mag sein Leben.

Eines Tages empfahl mir eine Freundin das Buch *Hiob* von Joseph Roth. Eine der Romanfiguren ist ein körperlich und geistig schwer behinderter Junge aus einer jüdischen Familie im ländlichen Galizien. Während des Ersten Weltkriegs wandern die Eltern mit ihren zwei ältesten Söhnen in die Vereinigten Staaten aus und lassen das jüngste, schwächelnde Kind in Europa zurück, weil sie vermuten, dass es die Reise nicht überstehen würde. Viele Jahre nach dem Tod der beiden gesunden Söhne taucht in New York ein berühmter Dirigent auf. Er macht den Vater ausfindig (die Mutter lebt nicht mehr) und besucht ihn. Er gibt sich als der einst im Dorf zurückgelassene Sohn zu erkennen, der sich weder aus eigener Kraft fortbewegen noch sprechen konnte. Doch er hatte als Kind immer lebhaft auf die Glocken der nahegelegenen Kirche reagiert. Nach der Ausreise seiner Eltern war er in ein sowjetisches Kinderheim gekommen, wo sich ein aufmerksamer Arzt mit ihm beschäftigte. Wäre er bei seinen Eltern geblieben, hätte er sich niemals so entwickeln können wie unter der Fürsorge des sensiblen und musikalisch gebildeten Arztes, dem es gelang, in dem vernachlässigten Kind das Genie zu wecken.

Joseph Roths *Hiob* hat mich erschüttert. Es ist eine Geschichte über ein Wunder, das in dem Moment geschieht, da die Eltern die Pflege ihres Kindes aufgeben und weggehen; das Kind bekommt die Chance, mithilfe anderer Menschen seinen eigenen Weg zu beschreiten.

Das bedeutet natürlich nicht, dass wir unsere Kinder verlassen sollen. Doch die Öffnung für andere, die deine und meine Aktivitäten ergänzen, Mutter eines Kindes, das sich so von anderen unterscheidet, dass man ihm das Etikett »anormal« aufdrückt, kann Wunder bewirken. Ich hätte Jan nie beigebracht, wie man sich mit dem Rollator bewegt, weil ich dachte, er sei nicht in der Lage, sich die Reihenfolge der Bewegungen zu merken und seinen Körper und das Gerät miteinander zu synchronisieren. Aber er hat es gelernt, und zwar von einer Assistentin für Menschen mit Behinderungen. Ich, seine Mutter, die wie Sisyphos jahrelang mit ihm Tätigkeiten geübt hat, die sich dennoch immer weiter zurückbildeten, hatte den Glauben daran verloren, dass es noch möglich war, ihm irgendetwas beizubringen. Dabei bedeutete die Tatsache, dass er Fähigkeiten verlor, nicht unbedingt, dass er etwas Neues nicht würde lernen können.

Sowohl der Rollator als auch das Malen in der Werkstatt bestätigen indirekt die Geschichte, die in *Hiob* erzählt wird. Schließlich sind auch bei Jan Überraschungen möglich. Dafür ist es notwendig, Raum zu lassen, der nicht von der eigenen Angst und von eigenen Vorurteilen begrenzt wird. Spezielle Strukturen für Menschen mit Behinderungen, Betreuer, Werkstätten, Assistenten und angepasste Wohnstätten sind unentbehrlich. Und die Garantie finanzieller Unterstützung. Dann entwickelt sich vielleicht aus dem Abgrund der Perspektivlosigkeit heraus ein Wunder.

Im Leben jeder Mutter, jedes Kindes, kommt der Moment, wo beide ihren eigenen Weg gehen müssen. Denn irgendwann sind die Eltern nicht mehr da und das Kind muss allein zurechtkommen. Gesunde Kinder machen uns diesen Prozess leichter. Sie treffen Entscheidungen, ziehen aus oder werden so unerträglich, dass es uns nicht leidtut, sie aus dem Familiennest zu werfen. Kinder, die spezielle Fürsorge brauchen, vor allem solche, die niemals selbstständig sein werden, sind ein anderes Thema. Ihre Eltern, die ihnen unbegrenzt Zeit und Energie widmen, müssen Vertrauen fassen zu fremden Menschen und ihre eigene Autorität als Allwissende infrage stellen. Sie müssen ihr Kind abgeben, das nicht in der Lage ist, seine Situation zu beschreiben und sich weder beschweren noch um etwas bitten kann – das ist eine extrem schwere Entscheidung. Allein, das Kind in einen Kurzurlaub fahren zu lassen, ist ein Akt, der gute Vorbereitung und Selbstüberwindung erfordert.

Ich höre oft von Problemen, die Mütter mit ihren erwachsenen Töchtern und Söhnen haben. Sie machen sich Sorgen um die Berufswahl, um die Wahl der Partnerin, des Partners, um den Wohnort und den Lebensstil. Sie lassen ihre Kinder nicht los, so sehr wollen sie die Kontrolle behalten, denn Mutterliebe, so sagen sie, bedeutet Fürsorge. Liebe ist Vertrauen, antworte ich dann, selbst wenn dein Kind keine Beine hat oder blind ist, vertrau ihm, vertrau ihm einfach. Jede Situation hat entweder ein sehr hohes oder ein sehr geringes Potenzial – das Potenzial wird dabei nur durch Vertrauen gesteigert, das nicht von Angst beschränkt wird.

Jan hat mich Vertrauen gelehrt selbst in den am wenigsten vorherzusehenden Situationen. Doch ich muss es immer wieder neu gewinnen, denn die Herausforderungen nehmen nicht ab. Bei manchen Dingen, die zum Beispiel Jans Bedürfnisse in der Werkstatt und in seiner Wohngemeinschaft betreffen, lobe ich mir das Prinzip: »Vertrauen ist gut, Kontrolle ist besser«. Jan kann nicht sprechen, deshalb muss alles vor Ort überprüft werden, persönlich.

Es kommt schon mal vor, dass ich als Freiberuflerin ganz unbedarft gefragt werde, ob ich mir vorstellen könnte, an einem anderen Ort oder in einem anderen Land zu leben. Nein, das kann ich nicht, auf keinen Fall. Ich verreise immer nur kurz und komme schnell zurück. Trotz der zahlreichen Kommunikationsmöglichkeiten per Handy verständige ich mich mit Jan von Angesicht zu Angesicht. Analog.

Wie soll man fragen?

Manche meiner früheren Freunde sind, wenn ich sie nach langer Zeit wiedertreffe, betreten, weil sie so selten nach Jan gefragt haben, danach, wie es uns geht und wie die Situation in unserer Familie ist. Entferntere Verwandte sind mit der Zeit aus unserem Umfeld verschwunden, sind beschäftigt mit ihren eigenen Kindern, dem häuslichen Alltag, der Arbeit. Meist stellt sich heraus, dass sie zwar etwas über Jan gehört hatten, aber keine genauen Informationen besaßen. Wenn wir ihnen dann vom Krankheitsverlauf berichten, reagieren sie mit ungläubiger Verwunderung. Die meisten haben nie gefragt, denn die Antwort hätte ja bedeuten können, dass man vielleicht Hilfe hätte anbieten müssen, aber wer hatte dafür schon Zeit?

Wie soll man Mütter nach ihrem behinderten Kind fragen? Und wie danach, wie es ihnen selbst geht? Wann soll man fragen? Wie fragen, ohne das aufgeschminkte Lächeln zu verschmieren? Wie fragen, um selbst mit der Antwort zurechtzukommen? Jeder Mensch hat in seinem Leben Phasen oder Momente, in denen er sich existenziellen Dingen stellen muss. Wenn zum Beispiel ein nahestehender Mensch stirbt, wenn wir selbst schwer erkranken und keine Kraft mehr haben, wenn uns die Unsicherheit über das Morgen plagt. Wenn ein nahestehender Mensch dement wird, einen Unfall hat oder an Krebs erkrankt.

Ich gebe zu, dass der Punkt »fragen oder nicht fragen« heikel ist und nicht spontan beantwortet werden kann. Bei Schicksalsschlägen gibt es verschiedene Phasen des Schmerzes. Die erste Phase, direkt nach dem Schlag, ist die empfindlichste. Schmerz und Angst wollen heraus, aber man fürchtet, dabei womöglich die letzte Kraft zu verlieren, die man braucht, um durch die Hölle gehen zu können. Wenn ihr erfahrt, dass euren Freunden etwas Schlimmes passiert ist, dann umarmt sie einfach und zeigt ihnen, dass ihr für sie da seid. Das dürfen nicht nur leere Worte sein. Werdet aktiv, wenn es nötig ist. Sagt es immer wieder, denn wer in Schmerz versunken ist, ist manchmal blind und taub, er glaubt nicht, dass es in seinem Leben noch irgendetwas Tröstliches geben kann.

Dann kommt das Bedürfnis, sich bei jemandem auszuweinen. Bei mir kam diese Phase, als Jan alle Fähigkeiten verlor, die er einmal erlernt hatte und die ich mit ihm täglich übte, soweit es möglich war.

Ich musste jedoch auf Nachfragen vorbereitet sein. Ich konnte nur dann erzählen, wenn ich gefasst und emotional stabil war. Mal sprach ich mit nüchterner und beherrschter Stimme über Jans Geschichte, mal liefen mir schon nach dem ersten Satz die Tränen über die Wangen. Am schlimmsten war, dass ich selbst nicht einschätzen konnte, wie ich reagieren würde. Die Emotionen überfielen mich einfach. Oft erzählte ich lieber von Jan, statt von meinen eigenen Gefühlen. Wenn ich meine Traurigkeit zeigte, verlor ich die Fassung, und das konnte ich mir nicht erlauben.

Fragen ist trotzdem wichtig. Aber Vorsicht: es passt nicht immer. Zum Beispiel konnte ich es nicht ertragen, wenn man mich auf Veranstaltungen nach Jans Krankheit fragte, nachdem ich es geschafft hatte, nach aufwendigen Vorbereitungen abends das Haus zu verlassen. Wenn wir Eltern beide ausgingen, mussten wir jemanden organisieren, der in der Lage war, sich um Jan zu kümmern. Wir mussten das Abendessen vorbereiten, demjenigen erklären, wie Jan schlafen gelegt wird. Und wenn du es endlich geschafft hast, ausgegangen bist, kommt dann da jemand, nimmt dich beiseite und fragt mit mitleidigem Blick, wie es Jan geht. Ausgerechnet in einem Moment, in dem man die häuslichen Belastungen mal vergessen darf und muss. Denn diese wenigen sorglosen Stunden und Augenblicke geben einem Kraft für die kommenden Wochen.

Es gibt aber auch Situationen, die für beide schwierig sind, für mich und für den Fragenden. Einmal traf ich mich mit einer Bekannten in einem Café, sie wollte ein berufliches Problem mit mir besprechen und suchte meinen Rat. Wir saßen uns gegenüber und tranken Kaffee, als sie plötzlich nach Jan fragte. An diesem Tag konnte ich sehr ruhig und kurz unsere Geschichte erzählen. Die Bekannte starrte mich erst mit aufgerissenen Augen an und brach dann in Tränen aus. Sie sagte, das sei ja furchtbar und sie würde das an meiner Stelle nicht aushalten. Dann machte sie sich Vorwürfe, dass sie sich wegen eigener Banalitäten an mich gewandt hatte, während ich zu Hause eine solche Tragödie durchlebte.

Die Situation nahm groteske Züge an. Plötzlich musste ich die Bekannte trösten, die meinetwegen weinte. Ich musste ihr erklären, dass ihre Sorgen auch zählen. Ich sagte, ich hätte mein Schicksal angenommen, dass Jan viel lacht und dass auch ich mit Alltagsproblemen zu kämpfen hätte, wie einer unerwarteten Heizkostennachzahlung oder einer kaputten Waschmaschine. Und dass jedes Kind, auch ein gesundes, eine Herausforderung für seine Eltern ist. Aber all das half nichts.

Ich lernte, meinen Gesprächspartnern Dinge zu ersparen, weil ich erkannt habe, dass nicht jeder in der Lage ist, die Antwort auf die Frage, die er mir gestellt hat, zu ertragen. Junge Mütter, die mit ihren Kleinen beschäftigt sind, Männer, die beansprucht sind von ihrer Arbeit und der Beziehung, Ehefrauen, die von ihrer Scheidung oder einer neuen Liebe absorbiert sind, ältere Menschen, die sich mit eigenen gesundheitlichen Problemen herumschlagen, und Kinder, die für ihre alten Eltern sorgen. Wie kommunizieren, ohne am Leid zu rühren? Das ist nicht möglich.

Trotzdem ist es gut zu fragen. Wenn ihr fragt, dann seid auch bereit, die Antwort und alle sich daraus ergebenden Konsequenzen anzunehmen. Hört aufmerksam zu. Verzichtet nicht darauf zu fragen, weil ihr Angst habt, dass ihr nicht helfen könnt. Hilflosigkeit ist kein angenehmer Zustand, niemand ist gern hilflos. Gleichzeitig bombardieren uns die Medien mit Informationen über Katastrophen und rufen damit große Hilflosigkeit gegenüber Ereignissen hervor, die uns nicht direkt betreffen. Doch wenn wir einen Freund oder eine Bekannte nach ihrem Befinden und nach ihrem Kind fragen, wenn wir nach den Eltern oder einem kranken Partner nicht nur aus Neugier fragen, sondern aus aufrichtiger Anteilnahme, dann tun wir damit etwas Gutes, wir zeigen Empathie. Fragt nach Einzelheiten und verzichtet auf gut gemeinte Ratschläge, wenn ihr die häusliche Situation, die Diagnose und die Symptome nicht genau kennt. Diese Ratschläge taugen in der Regel nichts und sind einfach überflüssig. Wer fragt, sollte sich zunächst selbst fragen, warum er fragt, wann er fragt und ob er die Antwort wirklich hören will. Und wenn die Antwort Tränen sind, dann hilft eine Umarmung.

Volljährigkeit

Einige Wochen vor Jans achtzehntem Geburtstag traf ich in der U-Bahn zufällig Alicja, die Tochter von Bekannten, die nicht viel älter war als Jan. Ich hatte sie seit Jahren nicht gesehen, inzwischen war sie eine schöne junge Frau. Seit ihrer Kindheit machte sie Bauchtanz. Weil sie als kleines Mädchen mit Jan gespielt hatte, fasste ich Mut und fragte, ob sie bei seinem Geburtstag auftreten könne. Ich plante eine Party mit der Familie und den Jugendlichen aus Jans Klasse. Alicja war sofort einverstanden, was mich sehr berührte.

Sie kam in einem selbstkreierten Outfit, bestehend aus einem rosafarbenen Rock und einem verzierten Büstenhalter. Ihr Auftritt war entzückend, auch die autistische und sehr musikalische Vanessa, eine Freundin von Jan, war begeistert und begleitete jede ihrer Bewegungen wie ein Schatten. Ich bewunderte Alicja für ihre Offenheit und ihre Natürlichkeit. Sie tanzte mit Hingabe, ohne auf das wahrlich nicht durchschnittliche Publikum zu achten.

Jan war ein bisschen verlegen, ließ sich aber von der rhythmischen, temperamentvollen orientalischen Musik mitreißen. Ich erinnerte mich an eine Situation vor vielen Jahren, als Jan und Alicja viereinhalb waren. Alicjas Eltern besuchten uns damals, und die Kinder spielten wie immer Verkleiden und Indianer. Irgendwann kam Alicjas Mutter zu mir und stellte eine recht ungewöhnliche Frage:»Alicja möchte mit Jan Kindermachen spielen, hast du was dagegen?« Ich war verdutzt und fragte die Freundin, ob sie wüsste, worin dieses Spiel besteht.»Mach dir keine Sorgen, die Kinder geben sich Küsschen, umarmen einander, und das war's, es ist harmlos.«

Ich überlegte einen Moment verlegen und unsicher, wie ich reagieren sollte. Dann beschloss ich, Alicja zu warnen, dass Jan noch nie so ein Spiel gespielt hatte und es sein könnte, dass er nicht wisse, was er machen soll. Sie zuckte mit den Schultern und schloss die Tür zum Kinderzimmer. Ich kehrte zum Kaffeetisch zurück und überspielte meine Nervosität. Alicjas Mama machte im Gegensatz zu mir einen entspannten Eindruck. Nach einer guten Viertelstunde tauchte Alicja im Flur auf.»Und, hat Jan so mitgespielt, wie du es dir vorgestellt hast?«, fragte ich etwas indiskret. Das Mädchen nickte und bat um etwas zu trinken. Gleich darauf tauchte Jan hinter ihr auf, ruhig und zufrieden. Aus heutiger Sicht ist mir klar, dass diese unschuldige Intimität wahrscheinlich die einzige war, die Jan je erlebt hat. Vierzehn Jahre später hat Alicja zwar für ihn getanzt, aber verabredet hat sie sich mit anderen Jungs, was man ihr auch nicht verübeln kann.

Kein Pieps

»Du hast keinen Pieps gesagt«, warf mir in einem Gespräch eine Freundin vor, die ich seit meiner Kindheit kannte. »Du hast dich nie beklagt, du hast nie um Hilfe gebeten. Du hast dich nie beschwert, weil niemand Menschen mag, die jammern«, fügte sie gleich hinzu.

Mutter, Vater eines Kindes, das mehr Fürsorge braucht als andere Kinder, wie steht es um dich? Hast du dich auch nie beklagt? Versteckst du deinen Schmerz unter einer dicken Hornschicht, und die Verzweiflung verschließt du in der Kammer der verdrängten Gefühle?

Ich schreibe diese Geschichte in einem Garten, in dem ein riesiger Nussbaum wächst. Es ist Frühherbst, die Temperaturen in Mitteleuropa sind wie in Griechenland, es ist heiß. Von dem Nussbaum fallen Früchte, Hunderte, die Ernte in diesem Jahr ist gut. Sie fallen herunter in grünen Schalen, die an einigen Stellen aufgeplatzt sind. Ich sammle die Nüsse in einem Korb, löse die grüne Schale, um an die hellbraune Frucht zu gelangen. Die erste Schicht platzt auf, die Nuss liegt nun in ihrer ganzen Nussheit im Sonnenlicht. Jeder Teil dieser Erzählung ist wie das Aufplatzen einer Nussschale.

Ich bewege mich unter dem Nussbaum wie in Trance, zertrete mit meinen Sandalen die grünen Schalen, schäle die Nuss heraus, lege die Nüsse in den Korb. Die Nussbaumblätter werden braun, der Baum bereitet sich auf den Winter vor. Ich verteile die Nüsse unter meinem Bett, damit sie trocknen. In der Nacht träume ich Nussträume, mache mich an das Innere der Nuss, und die Nuss macht sich an mein Inneres.

Warum habe ich keinen Pieps gesagt? In schwierigen, problematischen Situationen soll man nicht klagen. Niemals in der Situation selbst, hat einmal ein berühmter Künstler gesagt. Ich kannte diesen Rat nicht, aber ich habe mich intuitiv so verhalten. Wenn überhaupt jemand das Recht gehabt hätte, sich zu beklagen, dann wäre das Jan gewesen. Schließlich hat er alles verloren, was er einmal gelernt hat, um selbstständig leben zu können. Er musste sich einschließen in der Nussschale seiner Einsamkeit, und die einzigen Gefährten, die er fand, waren die Trickfilmhelden Lolek und Bolek, der Fisch Nemo, die Schildkröten und der kleine Amadeus. Er ist es, der sich, nachdem er seine Sprache verloren hat, nicht einmal über Kopf-, Hals- oder Bauchschmerzen beklagen kann. Was sind meine Beschwernisse angesichts von Jans schwerem Weg?

Die Verzweiflung zehrte an mir, wenn ich mit meinen Kräften am Ende war. Wenn ich das Gefühl hatte, dass ich es nicht schaffte. Auch dann, wenn mein Umfeld kalt reagierte, ohne Empathie und ablehnend. Ja, ich hatte Freunde vor Ort, die Jan, als er klein war, über Nacht zu sich nahmen, damit wir abends einmal länger außer Haus sein konnten, Freunde, die für ein paar Stunden bei Jan blieben, damit ich etwas erledigen konnte. Die liebe Agnieszka aus Warschau half mir durch eine Krise, als Jan weder Schule noch Werkstatt hatte und zu Hause war, während ich inzwischen allein lebte, ohne die Hilfe meines Mannes, der ins Ausland gezogen war. Eine Zeit lang war es mir gelungen, noch ein Leben außerhalb von Heim und Kindern zu haben. Es gab die Schule, seit Jans dreizehntem Lebensjahr hatten wir nachmittags Einzelfallpfleger, Jans Vater, der nach der Arbeit nach Hause kam und die Kinder übernahm, mein Vater, der Rentner war und den ich manchmal bat, abends dazubleiben, wenn wir zu Freunden eingeladen waren.

Doch als Jans Behinderung immer weiter fortschritt, wurde es unmöglich, ihn mit jemand anderem allein zu lassen, selbst Familienmitglieder kamen nicht mehr mit ihm zurecht. Jan wuchs, lief immer schlechter, hörte auf zu sprechen – sich um ihn zu kümmern erforderte körperliche Kraft und eine gewisse Routine. Wir Eltern und die ausgebildeten Pfleger Ada, Ralf und Julia, die nachmittags kamen, wechselten uns ab. Meine Eltern wurden alt, und die Schwiegereltern waren von der Situation überfordert und beschränkten sich auf Höflichkeitsbesuche an Geburtstagen.

In Jans Schule begegneten wir Eltern von Kindern mit Autismus, mit Trisomie, mit Traumata und anderen mehr oder weniger bekannten Entwicklungsstörungen. Diese Begegnungen waren sehr wichtig, wir waren unter uns, mussten einander nichts erklären, wir kannten die Probleme unserer Kinder, die Herausforderungen unseres Alltags. Vor allem fanden wir einen Weg, über unsere Erfahrungen lachen zu können, indem wir uns Anekdoten aus dem Familienleben erzählten: Wie Philipp nachts von zu Hause weglief und sich dazu die Sachen seines Bruders anzog, damit er nicht erkannt würde. Doch er fand nicht so leicht zurück, wie er weggelaufen war. Über den autistischen Hendrick, der es, nachdem er das angenehme Spiel mit seinem eigenen Körper entdeckt hatte, fertigbrachte, sich dieser intimen Beschäftigung ganz plötzlich und in den ungeeignetsten Momenten hinzugeben, womit er seine Eltern, konservative Staatsbeamte, in schrecklich peinliche Situationen brachte. Über Simon, der den U-Bahn-Fahrplan mit den täglichen Streckenänderungen auswendig kannte, und über Hanna, die sich dem Verlobten ihrer älteren Schwester nackt auf den Schoß setzte, weil es sie so sehr nach Zärtlichkeit verlangte.

Wir weinten und lachten zusammen in der wunderbaren Klasse dieser fantastischen Schule, gemeinsam mit den Lehrerinnen und Lehrern, die uns ihr Expertenwissen und ihre Hilfsbereitschaft zur Verfügung stellten. Aber selbst dort kam es vor, dass ich schwieg. Wenn über die Fortschritte von Jans Mitschülern und Mitschülerinnen gesprochen wurde. Denn Jan konnte immer weniger. Er bekam Hand- und Fußmassagen, ich brachte Massageöle mit in die Schule. Jan reagierte vor allem auf Musik und auf Gesang, und in dieser Schule wurde zum Glück viel gesungen und musiziert. Aber es gab keine Fortschritte bei ihm, sodass ich immer, wenn ich hörte, was andere Kinder schon konnten, daran denken musste, was Jan nicht mehr konnte.

Wie sollte ich mit meinen Freundinnen umgehen, die mir stolz von den Erfolgen ihrer begabten Kinder erzählten? Wir lebten in Parallelwelten. In ihrer Welt lief die Zeit vorwärts, in unserer drehte sie sich zurück. Es gab die Welt des Fortschritts und die Welt des Rückschritts, in der einen herrschte die Idee von Konkurrenz und Erfolg, in der anderen dominierte das Mitgefühl. Beiden Welten waren ganz bestimmt Fürsorge und Liebe gemein, die sich jedoch unterschiedlich äußerten.

Als Jan sechzehn war, machte seine Lehrerin bei uns einen Hausbesuch. Wir sprachen über Jans Zukunft. Damals war das noch ein schwieriges Thema für mich. Die medizinischen Prognosen machten es eher unmöglich, irgendetwas zu planen. Doch die Lehrerin wollte gar nichts von Diagnosen hören, sondern fragte, warum Jan noch immer zu Hause wohnte. Ich war überrascht, sie aber erklärte mir ganz ruhig, dass man das Kind irgendwann aus dem Haus gehen lassen müsse, dass es das soziale Leben in der Gruppe lernen solle. Eltern von Kindern mit Behinderungen würden dazu neigen, ihre Kinder zu verhätscheln, es falle ihnen schwer, Grenzen zu ziehen, man könne sich einen Tyrannen heranziehen, wenn man nicht aufpasse.

Die Entscheidung, für Jan ein anderes Zuhause zu suchen, musste sehr lange in mir reifen. Letztlich wurde das Problem akut, als mein Mann im Ausland zu arbeiten begann. Nach einigen Monaten stellte ich fest, dass es für mich allein nicht zu schaffen war, und Jan bekam in der Nähe einen Platz in einem evangelischen Haus für Jugendliche mit Behinderungen. Die Wochenenden verbrachte er zu Hause. Doch an seinem einundzwanzigsten Geburtstag musste er dort ausziehen und wohnte wieder auf unbestimmte Zeit bei uns, denn in Berlin grenzt es an ein Wunder, einen guten Platz in einer Gemeinschaft oder einer Einrichtung für erwachsene Menschen mit Behinderungen zu finden. Das einundzwanzigste Lebensjahr war wie eine magische Grenze für die Bürokratie. Außerdem hatte Jan seine Schulausbildung beendet, nun musste für ihn ein sinnvoller Arbeitsplatz in einer Werkstatt gefunden werden. Damit hatte ich kein Glück, denn Jan brauchte eine Werkstatt für Menschen mit hohem Behinderungsgrad, und die gab es nicht einmal in einer Stadt wie Berlin. Außerdem stand mir anders als zu Jans Schulzeit keine Einzelfallhilfe mehr zu. Denn Jan gehörte jetzt zu den Erwachsenen.

Es zeigte sich, dass es in Deutschland einen riesigen Unterschied gibt bei der Hilfe für Kinder mit Behinderungen und der für Erwachsene mit Behinderungen. Plötzlich interessierte niemanden mehr Jans und unsere Lage, die Behörden schickten mich von A nach B und verlangten immer wieder einen Nachweis über den Behindertengrad, über die Arbeitsunfähigkeit, ärztliche Gutachten und Intelligenztests.

Wir wohnten in der dritten Etage in einem Altbau, ohne Fahrstuhl, und Jan musste die Treppen hoch und runtergetragen werden. Für offizielle Termine bestellte ich den Fahrdienst, doch es war nicht daran zu denken, das Haus einmal spontan zu verlassen. Tagelang suchte ich im Internet nach Werkstätten und Wohngemeinschaften, aber die meiste Zeit verlor ich in Wortgefechten am Telefon und bei Mailwechseln mit Ämtern. Ich hatte oft mit einer Beamtin zu tun, die für die Unterstützung von Familien von Menschen mit Behinderungen zuständig war. Diese Hilfe bestand vor allem in der verspäteten Übermittlung von Informationen, in Verweisen auf andere Ämter oder darin, mich davon überzeugen zu wollen, dass sich in einer bestimmten Angelegenheit überhaupt nichts machen ließe. Wir bekamen absurde Briefe, kurzfristig terminierte Vorladungen, Mahnungen vom Arbeitsamt, und zwar wir alle, die ganze Familie: Alex, der noch zur Schule ging, ich als Freiberuflerin, mein Mann, der angestellt war, und Jan, der arbeitsunfähig war und den höchsten Grad der Behinderung hatte. Wir sollten beim Arbeitsamt vorstellig werden, und man drohte uns damit, uns dreißig Prozent der Arbeitslosenhilfe zu kürzen, wenn wir nicht kommen würden. Dabei bezog keiner von uns diese Leistung!

Einmal machte ich fuchsteufelswild einen Termin im besagten Amt und beschloss, für Jan und mich sofort eine Anstellung gemäß unserer Ausbildung zu verlangen. Ich bestellte den Fahrdienst, und wir fuhren zu viert zum Amt, um uns bei dem zuständigen Beamten vorzustellen. Er erstarrte, als er unsere Geschichte hörte, und entschuldigte sich vielmals, sagte, der Computer würde die Briefe automatisch verschicken.

Begonnen hatte alles mit einem Antrag auf Grundsicherung für Jan, die jeder Mensch mit Behinderung erhält, der arbeitsunfähig ist. Aber man muss hart um diese Leistung kämpfen. Der Preis für die finanzielle Unterstützung sind viele Stunden, die man im metaphysischen Arrest gemeinsam mit Franz Kafkas Josef K. verbringt.

Bevor Jan die Grundsicherung zuerkannt wurde, vergingen Monate, in denen ich weitere Anträge stellte. Ich musste Urlaube und Krankschreibungen der Beamten abwarten, denn in Berlin waren in den vorangegangenen Jahren viele Stellen gestrichen worden, und das fehlende Personal in den Ämtern wirkte sich auf die termingerechte Bearbeitung der Anträge aus. Ich hatte das Gefühl, als würde ich mich aufdrängen, obwohl wir rechtlichen Anspruch hatten.

In dieser Zeit bereitete mir nicht die ganztägige Pflege von Jan

Schwierigkeiten, sondern der Umgang der Ämter mit uns. Man schaute von oben auf uns herab, erfand Vorwände, machte gnädige Zugeständnisse. Ich hatte den Eindruck, dass wir eigentlich niemanden interessierten, dass man uns mit irgendwas abspeisen wollte, dass ich bei der Erledigung von Formalitäten für Dinge, die uns gesetzlich zustanden – wie einen Werkstattplatz für Jan, einen Wohnort, die Grundsicherung und die Befreiung von Steuern –, behandelt werde, als würde ich Luxusgüter verlangen. Viele Male legte ich den Hörer auf und brach in Tränen aus. Manchmal kam Alexander zu mir, wenn er sah, in welchem Zustand ich war, und umarmte mich. Ich war nahe dran aufzugeben. Was wäre denn, wenn ich eine Depression gehabt hätte und keine Kraft mehr für Mails und Anrufe? Es kam vor, dass ich ein gutes Dutzendmal am Tag anrufen und auf den Moment warten musste, dass endlich jemand abnahm, dass ich endlich eine widersprüchliche Frage klären konnte, dass ich endlich einen Termin bekam, ein Formular ausfüllen konnte.

Ich lernte schnell, dass Beamte, statt Bedürftigen zu helfen, oft den Zugang zu Geldmitteln verbauen, dass sie die Erledigung von Vorgängen möglichst erschweren und dass ihre Haltung, die vom sturen Abarbeiten bürokratischer Prozeduren bestimmt wird, im Allgemeinen nichts mit Mitgefühl zu tun hat. Mir fiel auf, dass sobald jemand anfing, seine Arbeit ernst zu nehmen, dieser sofort in eine andere Abteilung versetzt wurde, um sich dort mit einem anderen, neuen Thema zu befassen. Ein Staatsbeamter hat ein Zahnrad im Getriebe zu sein, mehr nicht.

Jan saß vor dem Fernseher, ich telefonierte und schrieb, und es ging mir immer schlechter. Ich fühlte mich wie ein Störfaktor, als würden wir beide zusammen und jeder für sich den gut funktionierenden sozialen Organismus stören, der zu viel kostet. Ich hatte Angst, dass auch ich krank werden würde, dass meine Migräne und die Rückenschmerzen zurückkehrten. All diese Gefühle kamen wieder hoch, als ich 2018 im Fernsehen den Protest von Familien von Kindern mit Behinderungen im polnischen Sejm sah. Wie sehr ich sie verstand und die Entschlossenheit dieser Familien bewunderte, denn dafür braucht es enorme Kraft, die Kraft eines Löwen und einer Löwin, die ihre Kinder beschützen. Doch woher die Kraft nehmen, wenn der Alltag so viel fordert?

Ich weiß aus eigener Erfahrung, dass es Situationen gibt, in denen selbst die Liebe aufhört, eine Kraftquelle zu sein. Das passiert, wenn uns andere demütigen, wenn uns Solidarität verweigert wird und das Recht ein Privileg der Starken und Gesunden bleibt.

»Das ist deine Pflicht«

Vielleicht hast du diesen Satz schon einmal von jemandem gehört, Mutter eines Kindes, das dich mehr braucht als andere Kinder ihre Mütter, so wie ich eines Tages diesen Satz zu hören bekam, als ich einem engen Familienmitglied meine verdrängten Gefühle offenbaren wollte. »Das ist deine Pflicht«, hast du von jemandem gehört, der niemals eine solche »Pflicht« hatte und sicherlich auch nie haben wird.

Die »Pflicht«, sprich die Fürsorge für ein Kind, das diese Fürsorge vierundzwanzig Stunden am Tag bis an sein Lebensende braucht, hat für dich immer Priorität und steht immer an erster Stelle. Doch das ist nicht nur eine »Pflicht«. Jemand, der noch nie für jemanden länger gesorgt hat, weiß nicht, dass die Erfüllung dieser »Pflicht« ohne Hingabe und Liebe nicht möglich ist, dass ohne Liebe niemand die Kraft für eine solche Herausforderung finden wird. Es ist die Liebe, die die Batterien auflädt. Es ist eure Liebe, Eltern eines Kindes, das Tag und Nacht Fürsorge braucht, die es ermöglicht, dass ihr jahrelang durchhaltet. Diese Liebe ist so groß, dass sie aus euch Heilige macht, die ihr niemals sein wolltet. In diesem Leben aber und auf dieser Erde gibt es keine Heiligkeit ohne die Gegenseite, ohne Schatten. Eure Schatten, Eltern eines Kindes, das nicht allein leben kann, sind Wut, Hilflosigkeit, Erschöpfung und Verzweiflung. Wie sollt ihr auf euer Kind wütend sein, das euch so sehr braucht, euch aber anschreit, statt dankbar zu sein? Warum sollt ihr über euer Los betrübt sein, wenn es doch das einzige ist, das ihr habt?

Ihr seid stark und klug, ihr seid sogar clever, ihr könnt in jeder Situation für euch und euer Kind einen Augenblick des Glücks ausmachen. Und trotzdem habt ihr das Recht, erschöpft zu sein, ihr habt das Recht, wütend und verbittert zu sein, ihr habt das Recht, schwach und ausgebrannt zu sein, ihr habt das Recht, selbst manchmal krank und geschafft zu sein. Und schließlich habt ihr das Recht, zu altern und schwächer zu werden. Dann braucht ihr jemanden, der euch nicht aus Pflichtgefühl, sondern von Herzen in den Arm nimmt. Auch ihr habt das Recht auf Hilfe und Unterstützung, auch finanziell, denn die Unterstützung eurer Familie ist das Maß an Zivilisation der Gesellschaft, in der ihr lebt.

Ihr habt außerdem das Recht auf ein eigenes Leben, so wie euer Kind, das niemals selbstständig sein wird, aber nicht immer bei euch sein muss. Ihr habt das Recht, Dummheiten zu machen, euch zu amüsieren, faul und eitel zu sein. Denn diese Welt ist nicht die Welt der Engel. Es ist die Welt der Menschen.

Momente
der Entspannung

Mein Mann und ich organisierten uns Momente der Entspannung, Augenblicke des Vergessens und der Sorglosigkeit, die wir dringend brauchten. Nach Jans Untersuchungen aßen wir manchmal in einem türkischen Imbiss, in dem auch Jan gern gesehen war. Bis heute liebt Jan Döner Kebab. Oft aber konnten wir das zeitlich nicht einplanen.

Deshalb verabredeten wir uns gelegentlich zu einem schnellen Kaffee in der Stadt und redeten ausschließlich über Dinge, die nichts mit unserer Familie zu tun hatten. Wir diskutierten über das Zeitgeschehen, sprachen über Freunde, tauschten uns über unsere Arbeit aus. Manchmal – aufgrund meiner Initiative – hielten wir uns in einem eleganten Umfeld auf. Zu besonderen Anlässen, und wenn sich jemand um Jan kümmern konnte, gingen wir ins *Ritz-Carlton* am Potsdamer Platz, wo Tee in Wedgwood-Porzellan serviert wurde. Dazu wurde auf einer Etagere Süßes aus der Hotelbäckerei gereicht. Einmal trafen wir uns dort mit Freunden, die ihre Mäntel einfach über einen Sessel legten. Ich hielt diesen Anblick nicht aus und trug die Sachen zur Garderobe. Mich machte Unordnung in einem so vornehmen Umfeld traurig, denn diese Hotellobby gehört für mich zu den schönsten Orten Berlins.

Die Freunde waren verwundert. Ich aber hatte den täglichen Kampf mit dem Chaos zu Hause vor Augen, mit Jans Windeln, dem durchnässten Bett, dem ewigen Wäschewaschen, den Essensresten unter dem Tisch. Sich wenigstens für eine Stunde in einem eleganten, wohlgeordneten Umfeld aufzuhalten war für uns wie eine Therapie, es erfreute unsere Sinne und gab uns Energie für den Kampf mit den Alltagsproblemen.

Als die verdutzten Freunde nachfragten, antwortete ich knapp, dass ich diese Atmosphäre einfach besonders mochte. Zu erklären, warum ich eine geordnete Umgebung brauchte, schien mir zu mühselig.

Mit der Zeit wurde es immer schwerer, den Kontakt zu Bekannten aufrechtzuhalten, deren Kinder im Alter unserer Söhne waren. Je weiter Jans Krankheit fortschritt, desto schwieriger wurden Verabredungen für uns, ganz zu schweigen von gemeinsam verbrachten Ferien. Einmal verabredeten wir uns mit Freunden, gemeinsam nach Kazimierz Dolny in Polen zu fahren, sie wollten ihre kleineren Kinder mitnehmen, wir Alexander. Für Jan organisierten wir eine Reise mit dem Verein Lebenshilfe. Doch zum ersten Mal begann Jan im Bus zu jammern, er wollte nicht fahren. Der Reiseassistent hatte offensichtlich keinen Draht zu ihm gefunden.

Wir nahmen Jan wieder mit nach Hause. Die Pension in Kazimierz war nicht behindertengerecht, das hügelige Gelände und die steinigen Wege dort waren unmöglich mit einem Rollstuhl zu bewältigen. Alexander wollte auch nicht ohne uns mit den Freunden verreisen. Die Freunde fuhren allein in die Ferien.

In Berlin war der Sommer extrem heiß und die Stadt aufgeheizt. Wir hatten es nicht fertiggebracht, den protestierenden Jan ins Unbekannte zu schicken, er weiß immer, was für ihn gut ist. Damals waren wir sehr frustriert, obwohl wir richtig gehandelt hatten. Am nächsten Tag stritten wir uns wegen einer Kleinigkeit, weil wir die Anspannung und die Hitze nicht aushielten und weil wir ein schlechtes Gewissen den Freunden gegenüber hatten, die kein Polnisch sprachen und ohne uns verreisen mussten.

Schritte

Obwohl Jan immer öfter das Gleichgewicht verlor, wollte er unbedingt laufen. Wahrscheinlich hatte er Probleme mit dem Innenohr. Viele Jahre versuchte er mit großer Entschlossenheit, sich allein zu bewegen. Etwa bis zu seinem achtzehnten Lebensjahr gingen wir zusammen spazieren. Das sah so aus, dass ich ihn rechts unterhakte und er sich mit seinem ganzen Körpergewicht auf mich stützte. Langsam schafften wir so ein kleines Stück, denn lange Strecken waren auf diese Weise nicht zu bewerkstelligen. Schon nach kurzer Zeit schmerzte mir der Rücken, die Wirbelsäule hielt der Belastung kaum stand.

Ich hörte auf, es als etwas Selbstverständliches zu betrachten, dass ich laufen konnte. Wie dankbar bin ich meinen Beinen dafür, dass sie mich tragen, dass ich Fahrrad fahren, Treppensteigen und Hindernisse überwinden kann.

Auch das ist eine Lektion von Jan, eine einfache und grundlegende: Seinen Körper für alles zu achten, was er leistet, und nichts für selbstverständlich zu nehmen. Meine Finger auf der Tastatur, wie sie die Buchstaben anschlagen und die Sätze zu einer Erzählung werden lassen, meine Augen, die lesen können – lauter Wunder. Die Enzyme, das Nervensystem, die Knochen und der Darm, Arme und Beine, alles wirkt zusammen, damit wir richtig funktionieren. Der Mensch ist eine geniale Konstruktion. Wie genial, sehen wir erst, wenn etwas schiefläuft. Wenn ich Jan das Essen anreiche, bin ich unendlich dankbar dafür, dass ich diese schwierigen Bewegungen ganz automatisch ausführe. Jeden Tag wundere ich mich, dass ich sprechen, sehen und hören kann. Wenn ich in den Spiegel schaue, sehe ich nicht die überflüssigen Kilos oder Falten, sondern ich sehe einen funktionierenden Körper.

Ich bewundere meinen Körper, ich bewundere die Feinabstimmung der Synapsen und Hormone, die Arbeit der Darmbakterien, die Fähigkeit, Zellen zu erneuern. Wir sind hervorragend konstruiert, aber es genügt ein kleines Ungleichgewicht und schon ändert sich alles. Ein fehlendes Enzym kann deine Welt und die Welt deiner Nächsten komplett verändern.

Jan fuhr lange Fahrrad. Ich radelte im Park immer neben ihm und passte auf, dass er niemanden anfuhr. Mit dem Bremsen war es schwieriger, er war nicht in der Lage auszuweichen, und es bestand immer Gefahr, dass er jemanden umfuhr. Ich fuhr neben Jan und warnte laut oder sprang vom Fahrrad, wenn man ihn stoppen oder umlenken musste. Wir sahen bestimmt sonderbar aus, zwar fielen wir nicht von den Rädern, aber mein panisches Abspringen und Rennen in Jans Richtung, um ihn vor einem Unfall zu bewahren, musste seltsam aussehen: Eine Mutter eilt ständig ihrem dreizehnjährigen Kind zur Hilfe, das ganz entspannt Fahrrad fährt. Wenn ich sah, dass uns Kinder oder Hunde entgegenkamen, wusste ich, wie unsere Spazierfahrt durch den Park enden könnte.

Damals hatte Jan noch einen großen Traum. In der Nähe von unserer Wohnung befand sich eine Eisbahn. Jan schaute leidenschaftlich gern Trickfilme mit Eislaufgeschichten und wollte unbedingt probieren, wie es ist, Schlittschuh zu laufen. Doch sein Gang war damals schon recht unsicher. In einem Winter gingen nur wir zwei zu der Eisbahn. Sie war voller Kinder, laute Musik spielte, auf den Straßen lag Schnee. Wir liehen uns Schlittschuhe, Jan konnte sich kaum auf ihnen halten. Wir mieteten eine Lernhilfe fürs Schlittschuhfahren, und ein Mitarbeiter der Eisbahn, ein junger sportlicher Mann, half dabei, Jan aufs Eis zu führen. Wie glücklich er war! Er hatte allerdings nicht erwartet, dass es so schwer sein würde. Jan hielt sich krampfhaft an dem Eisrollator fest, ich hielt krampfhaft Jan fest, und der junge Mann hielt uns beide. Ich war Jahre nicht mehr Schlittschuh gelaufen und hatte selbst Angst zu stürzen. Wir hielten das etwa eine Viertelstunde durch, doch es hat sich gelohnt, Jans Freude zu sehen. Gut, dass wir nicht zusammen auf dem Eis gelandet sind. Die fünfzehn Minuten waren recht kostspielig, es war teuer, die Ausrüstung zu leihen. Aber Jans Augen strahlten, und er sagte stolz: »Winter, Musik, Schlittschuhe, Jan.«

Heute weiß ich, dass ich die beste aller Entscheidungen getroffen hatte. Es war richtig, Jan diese Erfahrung zu ermöglichen, denn er hätte sie später nie nachholen können. Ein »andermal« hätte es auch in diesem Fall nicht gegeben, weil er bald darauf einen Rollstuhl brauchte. Wir benutzten den Rollstuhl bei den meisten Spaziergängen, obwohl ich mir Sorgen um Jans Kreislauf machte. Rollstühle nehmen einem die Möglichkeit, sich zu bewegen, für lange Strecken sind sie allerdings ein Segen.

Mit der Zeit lernte Jan, mit einem speziellen Rollator zu laufen, der ihn von hinten stützte. Manchmal, wenn ich Jan anschaue, wie er sich auf den Rollator stützt, muss ich an die Szene mit den Schlittschuhen denken. Jan bewegt sich inzwischen in seinen Schuhen wie auf dem Eis.

Noch bis vor Kurzem gab es Tage, an denen Jan allein aufstand und ein paar Schritte ging, als wäre nichts gewesen. Er saß im Sessel, wenige Meter von der Tür entfernt, und plötzlich stand er, ohne dass ihm jemand geholfen hatte, in der Tür und lächelte. Aber gleich darauf wusste er nicht, wie er sich weiterbewegen sollte, er musste gestützt und an sein Ziel gebracht werden. In solchen Momenten fiel mir die Geschichte vom Leuchtturmwärter ein. Heute träume ich nachts davon, dass wir uns unterhalten und gemeinsam spazieren gehen.

Kruzifix

Im Alter von vier Jahren konnte Jan gut sprechen. Er fragte nach allem, so wie es Vierjährige eben tun. Wenn wir im Urlaub in Polen waren, fielen ihm die Kreuze auf, die oft an Feldwegen stehen. An diesen Kreuzen war ein Mensch angebracht, der eine Dornenkrone auf dem Kopf hatte, Hände und Füße waren angenagelt. Jesus.

Dieses Bild erfüllte den kleinen Jan mit Schrecken. Wer hatte diesen Menschen an das Kreuz genagelt? Und warum? Er fragte so hartnäckig nach, dass es keine andere Möglichkeit gab, als ihm die Geschichte zu erzählen. Warum hat jemand das gemacht?, fragte Jan weiter. Was antwortet man da einem Vierjährigen? »Böse Menschen« sollte reichen. Aber Jan gab nicht auf, beunruhigt sah er sich die Nägel in den Füßen und Händen an. Christus am Kreuz an Weggabelungen war oft realistisch dargestellt. Jan blieb stehen und bebte vor Furcht und Empörung. Wenn er vom Auto aus Kreuze am Straßenrand sah, zeigte er darauf, entsetzt über die brutale Szene. Die Dornenkrone, das blutende Herz, die mit Nägeln durchschlagenen Hände und Füße und das schmerzerfüllte Gesicht – für das sensible Kind war die Darstellung eines Menschen am Kreuz der reinste Horror. Die Aufopferung Jesu für die Menschheit, die Erlösung von den Sünden und der symbolische Charakter des Kreuzes spielten für Jan keine Rolle. »Warum muss es auf der Welt Böses geben?«, fragte er, und ich wusste wirklich nicht, was ich ihm antworten sollte.

Seitdem schaute Jan, wenn er Kirchen betrat, zum Altar und wenn er dort ein Kreuz entdeckte, rannte er schreiend hinaus: »Ein Kreuz, ein Kreuz!«

Die Brutalität der Kreuze an Weggabelungen quälten lange seine Fantasie. In Italien besuchte Jan mit uns Renaissancekirchen mit wunderschönen Bildern von Marias Verkündung, mit viel Hellblau und vielen Engelsflügeln. Jan betrachtete Jesus, erkannte ihn auf allen Gemälden und begrüßte ihn wie einen Freund. Doch die Angst vor dem Kreuz blieb, sie wurde sogar stärker, sodass Jan, wenn er ein Zimmer mit Fensterkreuzen betrat, schreiend hinausrannte. Er sah Kreuze in Türen, überall, wo ihm zwei rechtwinklig zueinanderstehende Leisten begegneten. Das war problematisch, als er einen Schwerbehindertenausweis erhielt und im Bus auf dem Platz sitzen durfte, der mit einem Kreuz gekennzeichnet ist, dem Symbol für Plätze für Schwerbehinderte in deutschen Verkehrsmitteln. Jan weigerte sich, sich dorthin zu setzen, auch dann, wenn ihm jemand diesen Platz in einem überfüllten Bus anbot, rief er: »Nicht am Kreuz!« Es war schwierig, den verwunderten Passagieren zu erklären, was er meinte, und noch schwieriger, Jan davor zu bewahren, in der Kurve zu stürzen.

Einmal bekam Alexander zum Geburtstag, es war wohl der siebte, einen Gameboy, den er sich sehr gewünscht hatte. Ein Spielknopf hatte die Form eines kleinen Kreuzes. Eines Abends, kurz nach dem Geburtstag, als Alex in der Badewanne saß, fand Jan den herumliegenden Gameboy. Mit wildem Geschrei »Ein Kreuz!« kam er ins Bad gerannt und warf das Spielzeug in die Wanne. Natürlich war der Gameboy kaputt, und Alex war unendlich enttäuscht und traurig. Doch wie konnten wir auf Jan wütend sein? Es ging einfach nicht. Als ich Alexander einmal fragte, an welche Ereignisse mit Jan er sich aus seiner Kindheit erinnert, fiel ihm vor allem das Drama mit dem Gameboy ein.

Jan hielt Jesus für seinen Freund, und vielleicht hat deshalb das Thema Kreuzigung jahrelang panische Reaktionen in ihm ausgelöst. Unweit von unserem Haus steht eine evangelische Kirche. In ihrem hellen, bescheidenen Inneren hängt im Hauptkirchenschiff Christus in einem weißen Gewand und breitet die Arme aus. Er segnet, und gleichzeitig sieht es so aus, als erhebe er sich in die Höhe. Zum Glück hat Jan darin kein Kreuz erkannt und »besuchte« Jesus gern. »Gehen wir zu Jesus?«, fragte er mich oft, damals war er vielleicht zwölf Jahre alt. Aber die Kirche war selten offen. Den Gottesdienst zu besuchen kam nicht infrage. Jan ertrug keine Menschenmassen und hatte panische Angst vor Orgelklängen. Außerdem sprach er laut, wann und was er wollte. Aber in der leeren Kirche mit dem sich erhebenden und segnenden Jesus hielt er sich gern auf.

In unserem Haus wohnte damals auch der Pfarrer der Markuskirche. Als er hörte, dass Jan leidenschaftlich gern »Herrn Jesus besuchte«, tat er etwas Außergewöhnliches. Er wies das Gemeindehaus an, uns einen Schlüssel für die Kirche auszuhändigen, sodass wir jahrelang privaten Zutritt hatten. Das war dann so: Jan stand zu Hause am Fenster, betrachtete den Kirchturm und fragte, ob wir Jesus besuchen. Er lief damals schon schlecht, schaffte es aber noch, mit Unterstützung die Treppe zur dritten Etage hinauf- und herunterzusteigen. Wir nahmen Kuschelbären, Teletubbies, Bilder von Tutanchamun (ein anderer »Freund« von Jan) mit und besuchten Jesus. Wir öffneten die Kirchentür und setzten uns in die erste Reihe. Nie kam jemand herein, zum Glück, denn unsere Tierschau hätte bestimmt für Verwunderung gesorgt. Wir setzten die Plüschtiere neben uns und sangen alle Lieder, die uns einfielen, laut, voller Freude, und die Kirchenakustik unterstützte unsere Stimmen. Jan sprach mit »seinem Freund«, zeigte ihm sein Spielzeug und erzählte ihm alles, was für ihn an diesem Tag wichtig war. Er konnte sich nur weniger Wörter bedienen, baute kurze Sätze und versuchte so gut er konnte, Jesus all seine kleinen und großen Erlebnisse zu berichten. Er tat dies mit der Überzeugung und in dem Glauben, dass er gehört wird. Jan berichtete, was er gegessen oder welchen Film er gesehen hatte, er sprach von seinem Bruder Alexander und über seine Freunde: über Schildkröten, Leuchttürme, über Pilze und die Schule. Er erzählte alles mit Feuereifer und einem feierlichen Gesichtsausdruck, wobei er sich direkt an die Figur wandte, die sich über uns befand und uns mit ausgebreiteten Armen empfing und segnete. Jan hob seine Plüschtiere hoch: Winnie Puuh, die Teletubbies oder die Blechdose mit dem Pharao drauf. Und Jesus schien über unsere anarchistischen Gebete zu lächeln. Ich glaube, er hat sich gut amüsiert.

Nach einer Weile gingen wir wieder und schlossen die Kirche ab. Wir liefen über den Kirchplatz nach Hause, verbunden durch das kleine Geheimnis unserer Begegnungen mit Jesus.

Auch das nenne ich eine Lektion von Jan: Frei und heiter zu beten, unschuldig und leicht, und durch die fröhliche Sorglosigkeit zu Spiritualität zu finden.

Eine Bitte

Wenn der Frost nicht zu stark ist, gehe ich jedes Jahr mit Jan mindestens einmal auf einen Weihnachtsmarkt, auf eine Rostbratwurst, die er so gern isst. Wir wählen eine Stelle aus, wo Livemusik gespielt wird, Chöre, Blasorchester und Ähnliches. Manche Weihnachtsmärkte sind zwar besonders schön, aber man kommt mit dem Rollstuhl nur schwer vorwärts, zum Beispiel auf dem am Schloss Charlottenburg. Andere wiederum, wie der im Bezirk Spandau, sind sehr bequem, und nur an manchen Stellen rollen wir über Kopfsteinpflaster – das zwar historisch bedeutsam ist, doch für Jan, den die Unebenheiten durchschütteln, eine Qual.

Auf einem Winterfest vor vielen Jahren war Jan überfordert von der Reizüberflutung, er wurde so unruhig, dass wir umkehren mussten. Als wir uns auf den Weg nach Hause machten, kam ein junger Mann auf uns zu, der früher in Jans Schule gegangen war. Er hatte Jan immer sehr gemocht.

Martin betrachtete Jan, der laut seiner Ungeduld Luft machte, und fragte, ob er mit ihm spazieren gehen könne.

»Das wird jetzt nichts mehr, Martin«, antworteten wir. »Du hörst ja, wie Jan schimpft, er ist müde, wir wollen nach Hause.«

»Schimpft er oft so?«, fragte Martin interessiert.

»Ja, leider oft.«

Martin seufzte und nickte verständnisvoll, dann wiederholte er seine Frage, ob er mit Jan spazieren gehen könne. Wir schüttelten beide den Kopf.

»Kann Jan zuhauen, sodass es richtig wehtut?«

»Oh ja«, antworteten wir ehrlich. »Manchmal kann er das.« Martin war richtig begeistert und versuchte, uns weiter davon zu überzeugen, dass wir ihn kurz mit Jan eine Runde drehen lassen sollten. Wir wollten das nicht, aber er gab nicht auf.

»Kann Jan Gegenstände auf den Boden schmeißen oder mit etwas werfen?«

»Kann er«, bestätigten wir. »Es kommt vor, dass er etwas herunterschmeißt oder mit etwas wirft.« Martins Blick wurde zärtlich, und es war zu erkennen, dass ihm Jan mit jeder Eigenart sympathischer wurde.

»Bitte, bitte, ich muss ein Stück mit ihm gehen!«, beteuerte er, während Jan, dem das egal war, weiter maulte, schimpfte und sich in die Hand biss.

Der wunderbare Martin fand ihn – je mehr schreckliche Dinge er über Jan erfuhr – umso sympathischer und bettelte unablässig, mit ihm spazieren gehen zu dürfen. In dieser Szene hat uns Martin gezeigt, was wahre Akzeptanz ist, nämlich wenn man einen anderen Menschen so annimmt, wie er ist, ohne zu werten, ohne Wenn und Aber.

Damals hat nicht Jan mir eine Lektion erteilt, sondern sein ehemaliger Schulkamerad. Nimm den Menschen so, wie er ist, ganz. Eine sehr anspruchsvolle Lektion, mit der ich noch immer nicht fertig bin.

Träumen

Heute war es hier extrem windig. Der Sturm kämmt den Birken im Garten das Haar und flicht Zöpfe aus ihren biegsamen Zweigen, trotz des nahenden Herbstes sind sie noch voll grüner Blätter. Die Wolken haben seltsame Formen angenommen, die gestrige Regendecke ist in Stücke gerissen. Als Kind betrachtete ich gern die verschiedenen Wolkenformen, ich sah darin Drachen, Fische, Pferde und Schwäne. Eben noch ein Schwan, einen Augenblick später ein Drache – fließende Gestalten.

Von Jans Weg zu erzählen ist, wie den Wolken eine Form zu geben. Schließlich kann Jan mir seit Jahren nicht mitteilen, was er spürt, wenn er in den Himmel schaut, wenn er mich ansieht, wenn er sich im Spiegel betrachtet. Ich kann nur raten, wie er sich in seinem Zimmer fühlt, wen er mag und was er sich gerade wünscht und ob ihm die Farbe der Bettwäsche gefällt, die ich ihm gekauft habe. Seit so vielen Jahren kenne ich Jans Träume nicht. Kann man einen Menschen kennen, wenn man nicht weiß, was er nachts träumt?

Es schmerzt mich, dass ich mit Jan nicht über seine Träume reden kann. Jahrelang haben wir ihm Geschichten von Janosch vorgelesen. In dessen Buch für Erwachsene *Cholonek oder Der liebe Gott aus Lehm* ist das Motiv des Traums sehr wichtig. Die schlesische Familie erzählt sich ihre Träume, und wenn sie zu rätselhaft sind, interpretiert sie die Nachbarin, die Traumsymbole deuten kann. Sie haben aber nur in diesem einen Dorf eine Bedeutung, sind Ausdruck des kollektiven Unterbewussten der Menschen, die durch ihren Geburtsort und das gemeinsame Schicksal miteinander verbunden sind. Nach dem Krieg verlässt die Familie Schlesien und geht nach Deutschland. Die Träume bleiben die gleichen, aber niemand versteht mehr ihre tiefere Bedeutung. In der Fremde gibt es keine Traumdeuterin, die den Sinn herauslesen kann, denn die Träume versteht nur jemand, der zur Gemeinschaft gehört.

Als junges Mädchen hatte ich einen Traum. Ich gebar ein Kind und vergaß, es zu füttern, und es wurde immer, immer kleiner, bis es starb. Das war ein schrecklicher Traum, der dazu führte, dass ich eine Mutter wurde, die ihren Kindern ständig etwas zu essen unter die Nase hielt. Ich lachte über mich selbst, dass ich eine ewig versorgende Mutter bin. Erst viele Jahre später erinnerte ich mich an diesen Traum und habe dann oft darüber nachgedacht, ob er nicht Jans Krankheit, seine Rückentwicklung, vorausgesagt hat. Ich habe keine Wahrsagerin gefunden, die mir das hätte erklären können. Habe ich die Zukunft vorausgesehen? Hätte ich in irgendeiner Form vorbeugen können? Schließlich habe ich mit Liebe gestillt, ich habe ihm keine Nahrung vorenthalten, weder geistige noch materielle. Der Traum bleibt ein Rätsel, Jans Weg umso mehr. Wahrscheinlich sind es auch seine Träume. Alles, was ich kenne, ist lediglich die Realität, lediglich ein Teil des Lebens. Manche sagen, es sind zwei Drittel, aber das dritte Drittel geschieht schließlich nicht ohne Grund. Wir erzählen wohl alle gern jemandem unsere Träume, manche berichten von ihren Träumen sogar ungeniert in den sozialen Medien.

Jan kann mit niemandem über seine Träume reden. Wer ist er im Traum? Kann er sprechen? Kann er laufen? Ich träume manchmal, dass Jan wieder angefangen hat zu sprechen, oder ich sehe ihn, wie er allein einen Weg entlangrennt. Ich wache dann erschüttert auf und kann mich lange nicht beruhigen. Manchmal erzählen mir Freunde oder jemand aus meiner Familie von ähnlichen Träumen, in denen Jan spricht oder läuft. Hat er vor etwas Angst? Was erscheint ihm in nächtlichen Trugbildern? Schildkröten, Pilze, Leuchttürme? Träumt er von Mädchen, von Alicja, wie sie für ihn tanzt, sehnt er sich im Traum nach Liebe? Ich weiß es nicht.

Draußen bewegen sich die Wolken in Richtung Osten, der warme Wind holt die Sonne hervor, und das Blau am Himmel verdrängt nach und nach die Kumuluswolken. Auf den umliegenden Feldern versammeln sich Kraniche zum Abflug. Ich versuche mich an den Traum von letzter Nacht zu erinnern, aber bestimmt habe ich zu lange die roten Blätter der Akazie und die Wolken betrachtet, sodass er davongeflogen ist, in die Ferne, mit dem Wind.

No woman

Jan lächelt, wenn er im Fahrstuhl im Spiegel sein Gesicht sieht. Das fiel einer Freundin auf, als sie Jan besucht hat. Ja, es stimmt, Jan lächelt sich im Spiegel an. Andreas, dessen Geschichte mir jemand erzählt hat, wendet sich hingegen mit traurigem Gesicht von seinem Spiegelbild ab. Wenn er schlechter Stimmung ist, kann der Blick in den Spiegel tagelange Apathie und Niedergeschlagenheit auslösen. Andreas bewegt sich im Rollstuhl selbstständig, da er die elektrische Steuerung bedienen kann. Er spricht, wenn auch sehr undeutlich, aber zumindest kann er sich verständigen. Auf die Frage, wie er sich fühlt, antwortet er gern auf Englisch *very well*.

Andreas ist ein Mann in den besten Jahren, das Haar trägt er lang, er lässt es sich nie abschneiden. Er bekommt oft Ausschlag im Gesicht. Dann kann er sich überhaupt nicht leiden. Außerdem gehorcht ihm beim Artikulieren die Zunge nicht immer, was ihn sehr stört.

Auch er will gefallen, aber wie kann man anderen gefallen, wenn man sich nicht einmal selbst im Spiegel anschauen mag? Andreas träumt von der Liebe. Er sieht fern und weiß genau, was für eine Frau er sich wünscht. Schön soll sie sein. So wie die Schauspielerinnen im Fernsehen. Jeder Spaziergang mit seinem Assistenten, der den Rollstuhl schiebt, ist verbunden mit riesigen Erwartungen. Andreas wartet auf die Liebe seines Lebens in jeder

Straße, in jedem Geschäft. Er schaut sich um in der Hoffnung, dass eine Frau ihm ein Zeichen gibt, ihm in die Augen schaut, ihm die Hand reicht.

Nichts dergleichen ist jemals geschehen. Er kehrt nach Hause zurück mit ungestilltem Hunger und dem Gefühl des Versagens. Es kommt vor, dass er depressiv wird, die ganze grausame Welt verflucht und dass jemand, der ihm nahesteht, ihn wiederaufbauen muss. »Wieder no woman«, sagt er dann. Er kann ein paar Worte Englisch, die er aufgeschnappt hat, weil er gern stundenlang englische Hits hört.

Angeblich hat seine Mutter ihn nicht so akzeptiert, wie er auf die Welt gekommen ist. Die Beziehung der Eltern war nicht glücklich. Dass Andreas dann seinem Vater immer ähnlicher wurde, war für die Mutter schwer zu akzeptieren. Vieles wird verständlich, wenn man beide Seiten einer Medaille kennt. Nur passiert das selten zur gleichen Zeit.

Andreas hat einen Ausweg aus seiner hoffnungslosen Situation gefunden. In langen einsamen Stunden hat er sich etwas ausgedacht: die Erlösung durch die Liebe. Er hatte einmal eine Therapeutin, die ihm sehr gefiel, sodass er von einer Beziehung mit ihr träumte, sowohl in erotischer Hinsicht, aber auch als Mutter-Sohn-Verhältnis. Mit dieser erdachten Geschichte hat er sich eine eigene Wirklichkeit erschaffen.

Andreas wünscht sich erotischen Kontakt zu dieser Frau, um so Erlösung zu finden. Sie soll ihn neu gebären, ihm ein anderes Leben schenken, einen gesunden Körper und ein schönes Gesicht. Und dann werden sie lange und glücklich zusammenleben.

Der Therapeutin hat Andreas seinen Traum nie erzählt. Sein Wunsch, neu geboren zu werden, ist dennoch so groß, dass Andreas den Bezug zur Realität verloren hat.

Erlösung durch die Liebe, die Schöne und das Biest. Im Gegensatz zur realen Welt genügt im Märchen ein starker Wunsch, und das »Biest« verwandelt sich in einen attraktiven Königssohn. Diese Idee gehört in die Welt der Fantasie, und Andreas weiß, dass man seine Probleme nur im Märchen einfach ignorieren kann. Dort verwandelt sich ein Frosch in einen Prinzen, ein Kürbis in eine Kutsche und fertig! Im Leben eines Menschen, der sich als »Biest« empfindet und schön sein möchte, funktioniert das leider nicht. Erlösung ist nur möglich, wenn man noch einmal auf die Welt kommt, und dafür braucht man eine andere Mutter, einen anderen Vater. Und Liebe, die große Liebe. Die bedingungslose Annahme durch die Mutter.

Andreas' Dilemma zeigt deutlich den Dreh- und Angelpunkt vieler Sehnsüchte: Erlösung und Verwandlung durch die Liebe. Wenn wir an uns etwas nicht lieben, was auch immer, dann wünschen wir uns, dass uns jemand verwandelt, dass die verhasste Kröte zu einem Prinzen wird. Wenn uns unsere Eltern nicht so angenommen haben, wie wir sind, ist es noch schlimmer. Je größer die Ablehnung war, umso stärker ist der Wunsch nach Transformation mittels eines anderen Menschen. Was für eine unlösbare Aufgabe, denn niemand wird uns je neu gebären. Von Verzweiflung, Schmerz und Krankheit kann man sich nur selbst erlösen, niemand kann das für einen tun.

Wie soll man Andreas sagen, dass ihm nur bleibt, sich selbst anzunehmen, so wie er ist? Nur das wird ihn erlösen und ihn sein Leben als lebenswert betrachten lassen. Wie soll man es Andreas erklären, wenn doch die meisten Menschen das Gleiche erwarten: Erlösung finden in der Liebe zu einem anderen Menschen?

Im Grunde ist Andreas ein sehr sympathischer und auf seine Art zauberhafter Mensch, mit dem man gern Zeit verbringt. Die eigentliche Behinderung ist nicht das körperliche Gebrechen, sondern das Wissen um die Reaktionen des Umfeldes und die fehlende Empathie. Die eigentliche Behinderung ist das Gefühl, nie angenommen zu werden.

Andreas wünscht sich, als anderer Mensch neu geboren zu werden, ohne die Todeserfahrung. Er träumt von seiner Verwandlung. Die Wiedergeburt durch die mütterliche Geliebte soll die Liebe der Mutter ersetzen. Aber dafür ist es zu spät, bestimmte Erfahrungen kann man nicht nachholen. Auch hier gibt es kein »andermal«. Andreas' Sehnsucht ist grenzenlos, sein Herz ist wund, seine Seele traurig. Freude bereitet ihm gelegentlich ein gutes Tennismatch oder Handballspiel. Er sieht sich sportliche Männer mit gesunden Beinen im Fernsehen an, und dann rennt er in seiner Fantasie mit ihnen bis zur Atemlosigkeit.

Nofretete

Jan ist in Berlin-Charlottenburg zur Welt gekommen. Ein paar Straßen weiter steht das berühmte Schloss der Königin Sophie Charlotte und gegenüber der östliche Stülerbau, in dem sich früher ein Teil der ägyptischen Sammlung befand, der nach der Wiedervereinigung in das Zentrum Berlins verlegt wurde. Der größte Schatz des Ägyptischen Museums war und ist die Büste der Nofretete.

Obwohl wir nicht weit weg wohnten, haben wir dieses Museum nicht mit Jan besucht, als er klein war. Erst ein paar Jahre später verbrachten wir Wintersonntage in Museen.

Ich versuche mich zu erinnern, wann Jan das erste Mal ein Bildnis der Nofretete gesehen hat. Wahrscheinlich in einem Kinderbuch, in einem bebilderten Lexikon oder einem Geschichtsbuch über Ägypten. Es war Liebe auf den ersten Blick. Jan starrte auf das Bild der ägyptischen Königin und riss die Seite aus dem Buch. Wir kauften immerzu neue Bücher, Kalender und andere Publikationen, auf denen und in denen Nofretete abgebildet war. Und schließlich besuchten wir das Museum, um Jan die berühmte Büste zu zeigen und ihm damit eine Freude zu machen.

Wie überraschend war seine Reaktion, als wir vor der Vitrine standen. Jan wurde rot, senkte den Blick und stammelte: »Meine Königin.« Zwischen Jan und Nofretete schien es eine seltsame Verbindung zu geben, nicht von dieser Welt, nicht aus dieser Zeit. Jan wollte nicht von der Vitrine weichen, deshalb setzten wir uns auf eine Bank daneben. »Meine Königin«, wiederholte er mit gerötetem Gesicht und tiefer Hochachtung und Rührung in den Augen. Ich gestehe, dass ich ein wenig eifersüchtig war. An mich wandte er sich nie mit so viel Respekt.

Wir saßen lange dort, uns wurde langweilig, Jan nicht. Was ist da geschehen? Wen hat er in der einäugigen Büste der ägyptischen Königin gesehen? Warum hat er sie seine Königin genannt? Seit diesem Tag gehörte Nofretete zu unserer Familie.

Ähnlich war es mit einem anderen Ägypter, mit Tutanchamun. Auch von ihm war Jan fasziniert. Er liebte sein Bildnis, das berühmte Porträt vom Sarkophag. Einmal habe ich ihm ein Plakat mit dem Motiv geschenkt. Ich habe es am Vormittag, als Jan in der Schule war, in seinem Zimmer aufgehängt. Als Jan nach Hause kam, schaute er sich das Bild an und sagte: »Dieser Pharao war ein Lama.« Ich war sprachlos, denn wir hatten nie über Lamas, Spiritualität und Buddhismus gesprochen oder gelesen. Ganz zu schweigen davon, dass sich ein Kind eines solchen Begriffs bedient, erst recht ein intellektuell behindertes Kind, wie man das gemeinhin nennt. Ein Pharao als Lama? Was für eine seltsame Assoziation. Und dennoch musste etwas dran sein. Oder auch nicht. Bei Jan weiß man nie.

Die Nofretete ist schön, ja. Vielleicht hat sich Jan einfach verliebt? Wenn ja, dann hat er Geschmack. Auf der Straße streckt er die Hände nach neben uns hergehenden Mädchen aus, lächelt sie an. Sie reagieren positiv, lächeln zurück und gehen weiter. Jan hat keine Chance, auf der Straße ein Mädchen kennenzulernen, aber angeblich mag er Sonja, bei der er Gymnastik hat, sehr gern. Eine kleine, dunkle junge Frau, an der nichts an Nofretete erinnert, die aber zumindest nah, real ist.

Jan spricht seit Jahren nicht, ich weiß also nicht, ob er von körperlicher Nähe träumt, ich weiß nicht, wie sich seine Sexualität äußert. Einer seiner Freunde besucht regelmäßig (er wird von einem Betreuer gefahren) eine »Sexualassistentin« – so heißt das –, um sich für einen Teil seines Taschengeldes einen Augenblick lang dem Genuss hingeben zu können. Es reicht für einmal im Monat. Es reicht aber nicht, um die Sehnsucht nach romantischer Liebe zu stillen. Mein Sohn macht den Eindruck, als wäre er sexuell indifferent. Zu diesem Thema erreichen mich keine Informationen, weder von Jans Arbeitsplatz noch aus seiner Wohngemeinschaft.

Die Wohnung

Jan hat nie gern telefoniert. Nicht einmal, als er noch gut sprechen konnte. Er schob den Hörer weg, hatte keine Geduld für das Ritual des Wortwechsels. Ihm war es lieber, sich nah zu sein, einander die Hände zu halten, sich in die Augen zu schauen. Nonverbale Kommunikation schien ihm immer schon wichtiger als ein einfaches Gespräch. Auch die digitalen Möglichkeiten, sich beispielsweise per Videoanruf zu unterhalten, machen auf Jan keinen Eindruck, obwohl er gern Filme schaut. Besonders gern guckt er sich Gesichter an. Er hat eine folierte Sammlung von Bildern, Fotoausschnitten aus seinen Lieblingsfilmen und Porträts von uns und anderen. Jan ist sehr beschäftigt, wenn er sich diese Bilder ansieht. Dann sitzt er auf dem Sofa, holt sie aus einer Holzkiste hervor, betrachtet sie und lässt sie dann fallen, sodass zu seinen Füßen ein Gesichterchaos entsteht, auf dem man leicht ausrutschen kann. Seit Jahren ist dies neben Musik hören und Filme schauen eine von Jans Lieblingsbeschäftigungen.

Er kann nichts erzählen, umso wichtiger ist es, regelmäßig mit ihm zusammen zu sein. Seit Kurzem hat Jan einen eigenen Lebensort: ein Zimmer in einer riesigen Wohnung mit acht Menschen mit Behinderungen. Da gibt es eine Wohnküche und einen großen Raum mit Klavier, Fernseher und Internet. Die Badezimmer sind entsprechend der verschiedenen Handicaps ausgestattet, der breite Flur ist mit Geländern versehen, an denen man sich festhalten kann, wenn man zum Beispiel das Gehen trainiert. Die Assistenten bereiten morgens die Bewohner zur Abfahrt zu ihren Arbeitsplätzen vor. Doch es sind immer zu wenige Assistenten, und wenn einer von ihnen krank wird, müssen Aushilfskräfte geholt werden, die bei der Vorbereitung der ganzen Gruppe helfen. Der älteste Bewohner ist über achtzig Jahre alt. Nachmittags kommen alle von der Arbeit – denn so wird die vormittägliche Beschäftigung genannt – nach Hause, trinken Tee und vespern Obst. Jeder hat seine speziellen Therapeuten. Zu Jan kommen einmal in der Woche eine Physiotherapeutin und eine Logopädin.

An den Wochenenden ist Jan bei mir, und im Sommer verbringen wir Zeit im Garten oder machen Ausflüge. Unter der Woche gehe ich zu Jan, um seine Kleidung und sein Zimmer aufzuräumen, ihm die Finger- und Zehennägel zu schneiden, mit ihm einkaufen oder Eis essen zu gehen. Jan wird mit einem Spezialbus durch die Stadt gefahren, den man mehrere Tage im Voraus bestellen muss, manchmal zwei Wochen. Deshalb ist es kaum möglich, auf spontane Einladungen zu reagieren. Für diesen Transport bezahlt man nur wenig, da er von der Stadt finanziert wird.

Jan liebt es, mit dem Bus zu fahren, aus dem Fenster zu schauen, Radio zu hören. Er ist auch gern bei uns zu Hause, obwohl er sich da nicht gut bewegen kann, denn die hohen Türschwellen schränken die Möglichkeiten des Rollators ein, er kommt auch nicht in das enge Badezimmer. In seiner Werkstatt und in seiner Wohngemeinschaft stehen ihm breite Flure und Türen sowie große Räume zur Verfügung. Er trainiert das Gehen. Er fühlt sich dort zu Hause, hat neue Beziehungen geknüpft. Er hat Freunde in anderen Gruppen, die ihn besuchen. Man sieht, dass sie sich mögen – ohne Worte, einfach so.

Das ist der Idealzustand, den es nur dank der Hilfe vieler, vieler Menschen, dank der Unterstützung durch die Krankenkassen, der Behörden und des Pflegesystems für Menschen mit Behinderung gibt. Trotzdem müssen wir ständig darauf achten, dass sich nichts zum Schlechteren hin verändert. Selbst in einem so wohlhabenden Land wie Deutschland wird versucht, ausgerechnet bei denen zu sparen, die am meisten auf Hilfe angewiesen sind. In Jans Gruppe gab es vor ein paar Jahren noch mehr Stellen für Assistenzen, die von Menschen mit mehreren Behinderungen so sehr gebraucht werden. Wir haben schon viele Stunden zusammen mit unseren Kindern in Berliner Gesundheitsämtern und Sozialämtern demonstriert, Transparente hochgehalten und zusätzliche Assistenzen für Schwerstbehinderte gefordert. Ich gehörte bei der Gruppe zu den jüngsten Müttern, die Eltern von Jans Mitbewohnern sind in der Regel älter – ihre Kinder sind schon im mittleren Alter und sie selbst in Rente. Sie haben nicht mehr viel Kraft, aber sie kämpfen trotzdem um eine Zukunft für ihre Kinder. Wir bemühen uns unaufhörlich um würdige Lebensbedingungen für unsere Kinder, in der Angst davor, was wird, wenn wir nicht mehr da sind. Die Löwin in uns, die kämpferische und fürsorgliche Löwin, kann ganz plötzlich ihre Krallen zeigen und brüllen, wenn es nötig ist. Wir hören nicht auf, Änderungen in der Gesetzgebung, Reformen des Gesundheitswesens und die Rechte zum Schutz von Menschen mit Behinderungen genau zu verfolgen. Unsere Bemühungen werden nur von wenigen wahrgenommen, die Lobby von Menschen mit Behinderungen ist schwach. Politiker befassen sich ungern mit Angelegenheiten von Menschen, die niemals ein Kreuz für sie und ihre Partei auf dem Wahlzettel machen werden. Dafür sind sie schnell dabei, wenn es darum geht, Stellen und Zuschüsse zu streichen.

Unwetter

Ich bin kurz in den Garten gegangen, der Wind hat mir beinahe das Hirn weggepustet. Wie soll ich kopflos schreiben?, habe ich kurz überlegt, während ich die von den Bäumen fallenden Blätter beobachtete. Heute geht der Altweibersommer in den Herbst über. Die Wipfel der Birken verbiegen sich nach allen Seiten, sie werden geschüttelt von den Windstößen des Unwetters, ihre ungewöhnliche Biegsamkeit bewahrt sie davor abzubrechen. Ich spüre, wie der Wind mir in die Ohren fährt und ins Gehirn bläst. Etwas wird aus mir herausgepustet, hebt sich wie eine Spätsommerspinnwebe in die Luft und ist gleich darauf verschwunden. Meine Lunge füllt sich mit Sauerstoff, ich atme frei, die Luft ist kristallklar. Ich überlege, was ich vergessen habe, was noch fehlt. Ich überlasse mich dem Rauschen des Windes und bitte ihn um Hilfe. Der Maulbeerbaum schweigt hartnäckig, der Nussbaum, stark und unerschütterlich, wirft nach und nach seine trockenen Blätter ab. Nur die Birken versuchen, mir etwas zu vermitteln. Wenn ich doch nur ihre Sprache verstehen könnte.

Traum

Wir sitzen am Tisch, alle, so wie früher. Jan bringt eine Kanne mit Tee. Wir reichen ihm unsere Teetassen mit Feldblumenmuster, Jan schenkt jedem dampfenden heißen Tee ein, füllt die Tassen bis obenhin.

»Darjeeling?«, frage ich.

»Selbstverständlich, so wie ihr es gern habt«, antwortet Jan.

Zum Schluss gießt er sich selbst Tee ein und gibt einen Löffel Honig dazu. Honig mochte er schon immer. Er fragt, ob er rauchen darf. Ich bin einverstanden, obwohl ich selbst nicht rauche, aber plötzlich habe ich Lust auf eine Zigarette und bitte darum. Eigentlich raucht Jan auch nicht, aber jetzt kann uns ohnehin nichts mehr schaden. Jan klopft ein paar Zigaretten aus der Schachtel und streckt sie mir entgegen. Alex greift auch zu, er raucht gern. Basil, Jans Papa, schneidet mit einem Spezialmesser die Spitze einer seiner Lieblingszigarren ab. Jan entzündet ein Streichholz und gibt mir Feuer. Ich bin zu langsam, sodass die Flamme erlischt, Jan entzündet ein weiteres Streichholz. Ich nehme einen Zug aus der Zigarette und lasse den Rauch langsam aus dem Mund entweichen. Jan umgibt sich mit Zigarettennebel, und so sitzen wir da. Wir rauchen und trinken, rauchen und trinken. Jetzt kann ich ihm endlich die Frage stellen, die mir keine Ruhe lässt: »Erzählst du uns, was du geträumt hast?«

Jan lacht so wie früher. Er hat immer viel gelacht.

»Hat das denn überhaupt noch irgendeine Bedeutung?«

Wir verschwinden langsam im Zigarettenrauch, mit uns verschwinden auch unsere Engel, die Ursitory: der Engel des Guten, der Engel des Bösen und der Engel der Vernunft.

Dank

Ohne die Hilfe der vielen Menschen, die sich im Alltag um Jan kümmern, hätte Jans Weg nicht entstehen können. Ich meine die Assistentinnen und Assistenten in Jans Wohngemeinschaft. Ihre engagierte Arbeit und Fürsorge für die schwerbehinderten Menschen, die darin besteht, sie Tag und Nacht zu pflegen, ist ein fantastischer, wertvoller Beitrag zum menschlichen Miteinander. Die Frauen und Männer kommen aus verschiedenen Ländern, manche sind jung, manche schon älter, aber eines verbindet sie: ein riesiges Verantwortungsgefühl und ein großes Herz. Genauso ist es mit den Betreuerinnen und Betreuern in den Werkstätten für Menschen mit Behinderungen – in Jans Fall ist das die Werkstatt im Stadtbezirk Spandau. Dass jeder Tag eine gesicherte Struktur und einen Sinn hat, dass selbst der am schwersten behinderte Mensch, so wie Jan, die Chance hat, sich einige Stunden täglich in einer praktischen oder künstlerischen Tätigkeit zu verwirklichen, verdient Dankbarkeit. Ich danke euch allen, ohne euch gäbe es *Jans Weg* nicht, denn ich hätte einfach keine Zeit zum Schreiben gehabt.

Die Arbeit am Manuskript erfolgte im Haus von Walter und Monika Aue. Auch an die beiden ein Dank für die Möglichkeit, in ihrem wunderbaren Garten zu arbeiten. Ganz besonders danke ich dem Schriftsteller Walter Aue, der mir während des Schreibens mit kreativen Anregungen zur Seite stand. An meine Übersetzerin Antje Ritter-Miller richte ich mich mit großer Dankbarkeit für ihre Begeisterung für *Jans Weg*, ihre solide Übersetzungsarbeit und ihr tiefes Verständnis für das Thema des Buches.

Über Jan

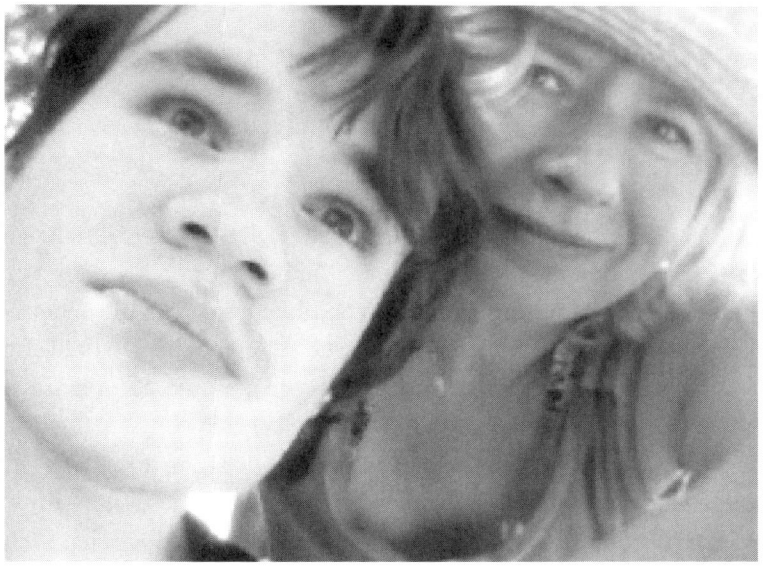

Jan Kerski (*1993), Performer, Punk und Provokateur, der seinem Umfeld einen Spiegel der menschlichen Ängste und Vorurteile vorhält. Er leidet an der extrem seltenen Stoffwechselerkrankung Galaktosialidose, auch Goldberg-Syndrom genannt, die sein Nervensystem angreift, was sich auf seine Motorik, seine Emotionen und die Funktion vieler Organe auswirkt. Kerski ist seit vielen Jahren nicht mehr in der Lage zu sprechen und kann sich nur schwer bewegen.

Die Rätsel des Gehirns und die Geheimnisse des Herzens

»Möchtest du wissen, was wahre Magie ist?« Als der 12-jährige James Doty den kuriosen Laden für Zauberbedarf betritt, ahnt er nicht, welche Wendung sein Leben nehmen wird. Was die liebenswürdige Ruth den schüchternen Jungen aus ärmlichen Verhältnissen lehrt, ermöglicht ihm, seine kühnsten Träume zu verwirklichen: Durch vier einfache Übungen befreit er sich von dem Gefühl, Opfer seiner Lebensumstände zu sein. Er wird Chirurg, dringt in die Tiefen der Gehirnforschung vor und hat als Unternehmer immensen Erfolg. Ruths letzte Lektion ignoriert er jedoch, nämlich sein Herz für andere zu öffnen. Und so steuert er auf eine Katastrophe zu.

Die bewegende Lebensgeschichte von James Doty stand Wochen auf der *New-York-Times*-Bestsellerliste: eine faszinierende Mischung aus inspirierendem Memoir, aktueller Gehirnforschung und konkreter Anleitung.

Mit vier »magischen« Lektionen für den Leser.

»... *voller Magie!*«
Jon Kabat-Zinn

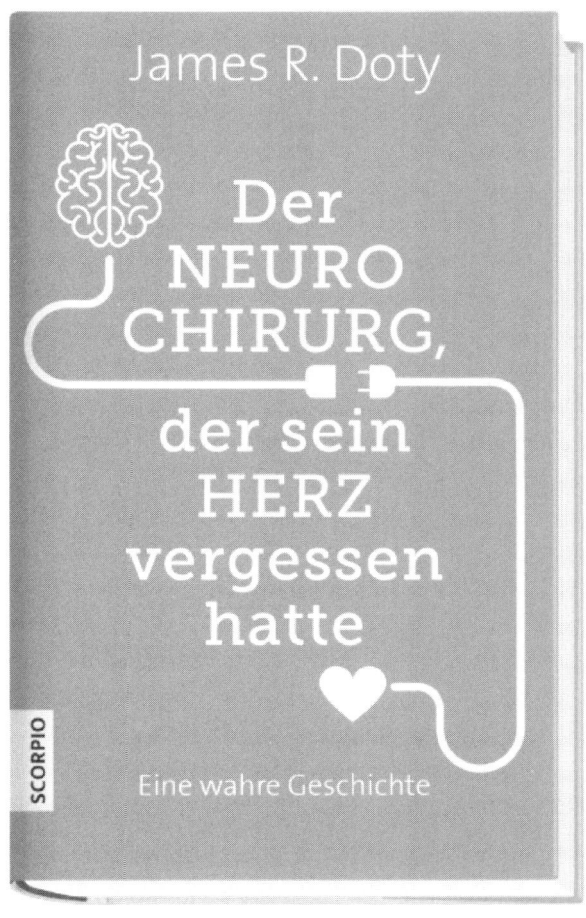

272 Seiten
Gebunden mit Schutzumschlag
13,5 × 21,5 cm
ISBN 978-3-95803-110-4

Das polnische Original ist unter dem Titel *Droga Jana*
im Verlag Wydawnictwo Literackie, Kraków, erschienen.
© 2020 Dorota Danielewicz

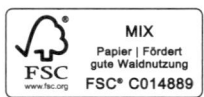

Hinweis: Zum Schutz der Persönlichkeitsrechte wurden
alle Namen im Buch geändert.

© der deutschsprachigen Ausgabe 2022 Europa Verlag,
ein Imprint der Europa Verlage GmbH, München
Umschlaggestaltung: Hauptmann & Kompanie Werbeagentur, Zürich,
unter Verwendung eines Bildes von © Maria und Andrzej Popiak, Poznán
Lektorat: Palma Müller-Scherf, Berlin
Layout & Satz: Robert Gigler, München
Druck & Bindung: Pustet, Regensburg
ISBN 978-3-95890-483-5
Alle Rechte vorbehalten.
www.europa-verlag.com